もう誰かのためにガマンしなくていい

自分らしさを取り戻す図太いメンタルになる方法

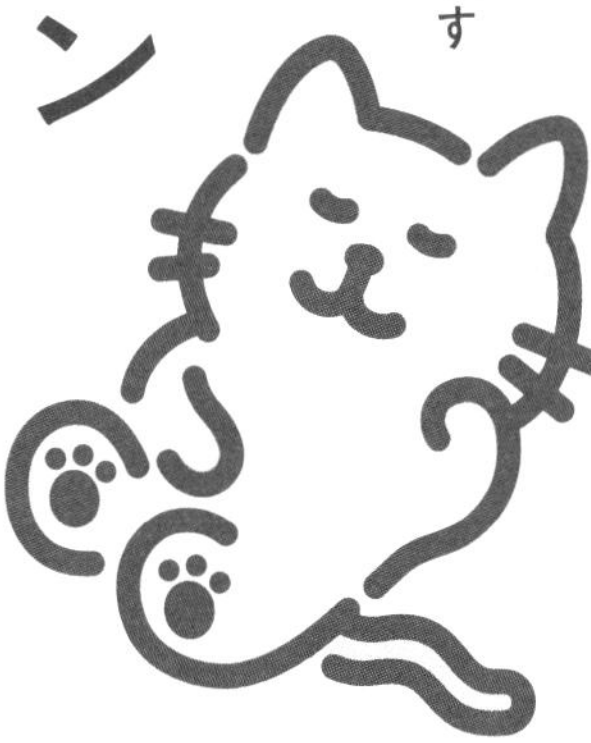

心理カウンセラー
るろうに

主婦の友社

はじめに

- いつも他人の顔色を気にして言いたいことが言えない、やりたいことができない
- 他人から嫌なことを言われると落ち込んで、ズルズル引きずってしまう
- 家族、同僚のために頑張っているけど、いつも自分のことは後回しで疲れている
- 「周りに申し訳ない」という気持ちが強く、「すいません……」が口癖になっている
- 「私さえガマンすれば丸く収まる」と思って、みんなが嫌がることを全部引き受けてしまう
- 高圧的な態度を取られると、「もっと相手を怒らせるかも……」と怖くて反論できない

こうやっていつも**他人の気持ちや都合を優先して自分はガマンばかりしている「優しい気遣いさん」**に、僕は今までたくさん出会ってきました。

もちろん、他人を気遣ったり親切にするのは素晴らしいことです。

でも、ふとした時になんだか心がすり減って、疲れたように感じませんか？

周りの人には言えないけど「本当はこうしたいのに……」って思うことありませんか？

そんな人はもしかすると「本来の自分」をどこかに押し込めて、自分らしく生きられていないのかもしれません。

自分らしく生きられないのは、「他人の目」や「世間の常識」といった、自分をがんじがらめに縛る「しがらみ」があるからです。

たとえば、自分の手持ちの仕事だけでものすごく忙しい時に、同僚から「悪いんだけど、この仕事を手伝ってくれない？」と頼まれた。本当は全然余裕がないけど、「断ったら相手に悪いなぁ……」と思ってつい引き受けてしまう。そして、自分の仕事は夜遅くまで残業して片付けて、帰る頃にはヘトヘト。こういう時、**「自分の都合を優先するなんて、自分勝手なわがままだ」**という思いがしがらみになっていると、なかなか自分の都合を優先する勇気が出ませんよね。

あなたの人生の時間は限りがある貴重なもの。なのに、しがらみのせいでガマンしたり自分を犠牲にしたりして、嫌な思いをしながら人生を過ごすなんて、僕はとてももったいないと思っています。

では、しがらみを取り除くためにはどうしたらいいか？　それが今回の本のキーワードである「図太いメンタル」を身につけることです。

図太いというと「無神経、厚かましい、ふてぶてしい」というイメージがあるかもしれませんが、この本で提案したいのはちょっと違います。図太いメンタルとは**「他者や周りの環境からネガティブな影響を受けても、いつも平然としていられる力」**というものです。

周りから嫌われることを恐れずやりたいことができる人、他人から嫌なことを言われて凹んでもすぐに立ち直れる人、周りと良好な関係を築きつつ、理不尽な相手には立ち向かえる人。僕がそういった人たちにたくさん会ってきた中で共通した特徴を持っていることに気づき、それを言語化したものです。

自分らしく生きられずに悩んでいる人はよく「自分はメンタルが弱いから……」と言っています。でも、そんな人が何度もカウンセリングを受け続けたことで、見違えるようにメンタルが図太くなり、自分らしく生きられるようになったケースも多いです。つまり、メンタルの図太さは生まれつき全てが決まっているのではなく、**後天的に身につけられるということです。**

ちなみに、僕自身もかつては自分らしく生きられていませんでした。「人から嫌われてはいけない」というしがらみがあって、同僚から嫌味や悪口を言われてもグッとガマンするだけ、家に帰ってからもずっとその言葉を思い出しては苦しくなっていました。また、かつての上司からモラハラを受けて毎日夜中までサービス残業を強要されても、文句一つ言えませんでした。

そんな僕でも図太いメンタルを身につけたことで、自分の意見を素直に言えるようになり、誰からどう思われようと自分の生活を大切にできるようになりました。だから、かつての僕のようにしがらみから解放されて楽になれる人を一人でも増やしていきたいと思い、この本を執筆しました。

この本の目的は大きく次の3つです。

❶「図太いメンタル」とは何なのかを説明する
❷なぜ図太いメンタルが大事なのかを理解してもらう

❸図太いメンタルを身につけるための具体的な方法を提示する

この本を通して目指していくのは、図太いメンタルを身につけて本来の自分を取り戻し、周りの人との調和は大切にしつつも自分を後回しにするガマンばかりの人生から卒業することです。

ここで、ちょっと想像してみてください。

- 周りが何と言おうと、「私がこうしたい！」という意志を大切にできる
- 他人から嫌なことをされたら、「やめてほしい」と素直に言える
- 自分を犠牲にせず、やりたくないことはきっぱりと断れる
- 「あの時、ああしておけば……」という過去の後悔や、「こうなったらどうしよう……」という未来の不安にとらわれない

しがらみを取り除いて、こんなことができるようになれば、きっと本来の素敵なあなたの人生を取り戻せます。

図太いメンタルを身につけているかどうかによって、同じような人間関係からのストレスを受けても、そこからしなやかにポジティブな気持ちに切り替えられるか、それともポキッと折れて悩み苦しんでしまうかが変わってきます。パワハラ上司からの攻撃を華麗にスルーできる人、誰から何を言われようと「まぁ、これが自分だからさ、なんとでも言ってよ」と気にすることなく自分らしさを大切にできる人は、みんな図太いメンタルを身につけているんです。

もう周りの目や世間の常識を気にして、優しい気遣いさんになるのはやめませんか？　ぜひ多くの方に本書を活用して、図太いメンタルを身につけていただければと思います。そして、「こうありたかった」という自分らしさを取り戻して、今よりもっと楽しい人生が送れることを心から願っています。

もうガマンしない！

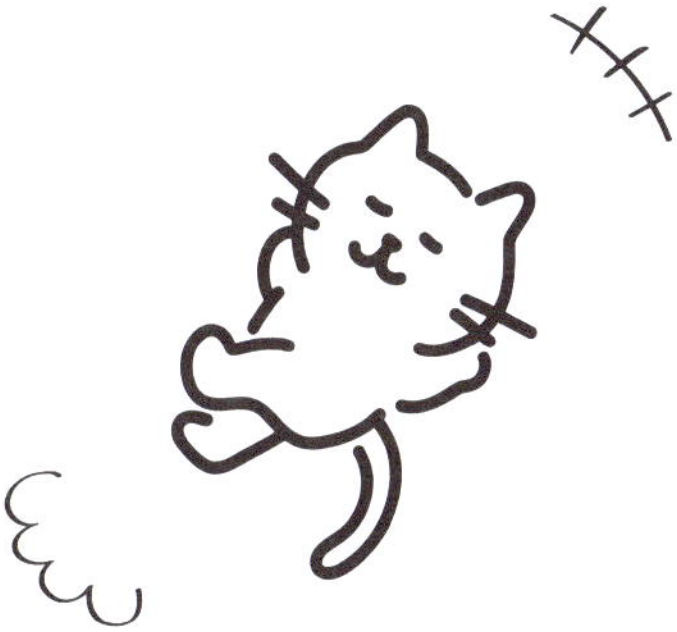

私はこうしたい！

嫌なことはやめてほしい！

やりたくないことはNo！

あの時こうすれば……とか考えない！

Contents

第3章 執着を手放せる、潔さ……105

第4章 他人の目を恐れない、したたかさ……133

序　章

本来の自分らしさを取り戻すために

図太いメンタルとは何なの？

図太いメンタルとは「はじめに」で説明したように「他者や周りの環境からネガティブな影響を受けても、いつも平然としていられる力」のことです。普段の生活の中では「あの人ってメンタルが強いよね」なんて言い方をよくしますよね。序章ではまず世間的に言われている「〝メンタルの強さ〟との違い」という切り口から、メンタルの図太さの詳細について説明します。

よくメンタルが強い人というと、なんとなく「攻撃性を感じさせるような能動的な行動が多い人」をイメージするのではないでしょうか。

たとえば、「〇〇なんだよ！」とか「〇〇に決まってるだろ！」みたいなぶっきらぼうで、多少なりとも怒りを含めた強い言葉を使う人。こういう人に、メンタルが弱いというイメージはあまり持たないと思います。時には相手を目の前にして批判もするし、それで相手を傷つけてしまうこともありますね。

もしくは「他人から批判されても一切動じない人」もメンタルが強いというイメージを持たれやすいです。どんなにきついことを言われても黙ることなく、なんなら「うるせーよ！」みたいに相手よりも強い口調や態度で言い返したりもしますよね。

このように、「その人の前で下手な行動を取ると、怒りや批判が返ってくるような恐れを感じさせる人」、こういう人がいわゆるメンタルが強い人と言われる印象があります。

（余談ですが、実はこういう人ほど不安になりやすい性質があります。強い言葉は不安を隠すために使うことが多いですし、自分が攻撃を受けた時には案外メンタルがポキッと折れやすい脆さがあるものです。なので「弱い犬ほどよく吠える」ではないですが、心理学の専門家という立場から見ると、本当にメンタルが強いといえるのかは少々疑問に思うところがあります）

また、メンタルが強い人は「俺と気が合わないヤツなら、別に嫌われても構わない！」くらいに思っている。だから、他人とぶつかることも少なくないので、どうしても敵が多くなりがちです。

ですが、そんなことは恐れず、あなたもメンタルの強い人になれるよう頑張ってください！

……なんて僕が言ったら、きっとこの本をゴミ箱にぶん投げてしまいたくなりますよね。もしキムタクがこれを読んでいたら「おい！ ちょ待てよ‼」と言われてしまうでしょう。

……話を戻しますが、この本を読むような優しい人が本当に望むのは強いメンタルになることとは少し違うんじゃないでしょうか。ヤマアラシのようにトゲトゲと針を逆立てて、周りの人を近づけないようにしたいわけではないと思います。

「できれば周りの人と良好な関係を作っておきたい」と思うのは、人としてごく自然なことです。だから、家庭でも職場でも誰かを不機嫌にさせてギスギスした雰囲気にはしたくない。基本的に敵対的な関係は作らず、平和に穏便に暮らしていきたい。そういう思いがあるからこそ、たとえ自分が嫌な気持ちになってでも周りと摩擦を起こさないように、ずっとガマンしてきたんですよね。

でもね、もうそろそろ他人を不機嫌にさせないように、言いたいことをガマンして気を遣うことにも疲れてきたんじゃないですか？

あなたはもう十分に頑張ってきたと思います。だからこそ、「周りのため」に向

けていた気遣いを、もう少し「自分のため」にも向けてあげてほしいんです。

そのために、この本で提案したいのが「メンタルの図太さ」を身につけることです。**僕が今まで出会ってきたメンタルが図太い人は基本的に普段は穏やかで、周りと友好的な関係を作っています。ケンカ腰な言葉や態度を向けることもなく、周りから見ると攻撃的な印象は感じさせません。**

ですが、世の中には自分の都合ばかりをこちらに押しつけてくる人がいます。悪口や陰口を言いふらす人がいます。こちらに敵意を向けてきたり、自分の憂さ晴らしのために嫌がらせをしたりしてくる、いわゆる厄介な人がいます。

そうやって向かってくる相手には自分を守るために立ち向かう姿勢を示す。相手の尊厳を傷つけたりはしないけれど、やめてほしい行動にはきちんと「Ｎｏ！」という意志を見せる。そうすることで周りからは「この人、普段は穏やかだけど、

言うべき時は言うんだ」という印象を持たれます。なので、厄介な人からも「あの人をぞんざいに扱うのはやめておこう」と思われるようになるんです。

とはいえ、相手に直接言い返せるようになることだけがメンタルの図太さではありません。メンタルが図太くなれば、悪口や嫌味を言われても、気にすることなく華麗にスルーできたり、たとえ落ち込んでもいつまでも引きずることなく、すぐに立ち直ったりすることができるようになります。

もし自分もケンカ腰になって相手と同じ土俵に立ってしまうと、周りからは「あの人も厄介な人と同類なんだ」と思われるかもしれません。一方で、嫌味をスルーしたり、落ち込みから早く立ち直れたりすれば、周りに悪い印象を与えることもなくなります。

だから、僕は図太いメンタルを身につければ「周りとの関係を大切にすること」と「自分の心を守ること」を両立できると考えています。

メンタルを図太くするにはどうしたらいいの？

では、メンタルを図太くするにはどうしたらいいのでしょうか。**それは「思考」と「行動」の2つを意識的に変えていくことです。**ここでいう思考とは、自分をがんじがらめに縛って自分らしさを失わせてしまう考え方です。

たとえば、結婚当初は仲が良かったけど、だんだんと夫のモラハラがひどくなって、悩んでいる妻がいるとします。「誰のおかげでメシが食えていると思っているんだ!?」と、いつも心ない言葉を浴びせられています。

客観的に見れば「さっさと離婚して、夫から離れたほうがいいんじゃないの？」と思うかもしれません。でも、現実にはすんなりと「じゃあ離婚しましょう」とはいかないものです。それは「離婚は恥ずかしいこと」「子どものためには両親が揃っているべき」という思考に縛られていることが多いからです。

そうなると、自然と行動を変えることも難しくなります。「バツがついた人」というイメージを持たれることに抵抗があって、本当は別れたいけど別れられない。離婚すればもっと自分に合う人との新しい出会いがあるかもしれないけれど、その可能性すら閉ざしてしまう。こんな不本意で自分らしくない人生をずっと続けなければいけなくなります。

だからこそ大事なのは、自分を縛っているしがらみを取り除くために思考を変えること。「離婚は恥ずかしいこと」「子どものためには両親が揃っているべき」という思考が変われば、「ガマンしてまで婚姻生活を続けなくてもいいんじゃないか？」という考えが生まれます。

思考が変わると行動も変わっていきます。離婚に踏み切ることができ、もっと自分にとって安心できる人と一緒に過ごす時間を作れるようになる。たとえ周りから「バツがついた人」と思われようと、「私にはこの選択がよかったんだ!」と胸を張って生きられる。こうやって自分らしい行動ができるようになっていきます。だからこそ、メンタルの図太さを身につけるには、思考と行動を変えていくことが鍵になるんです。

なぜ図太いメンタルが大事なの？

僕がなぜ図太いメンタルが大事だと思っているのかというと、**幸せな人生には良好な人間関係を作ることが不可欠だからです。**

ハーバード大学が２０００人以上の人を追跡調査した成人発達研究というものがあります。この研究では、人が人生で幸せを感じるためにはどのような要素が必要なのかを、80年以上もかけて丹念に調べています。

その結果、僕たちが人生で最も幸せを感じるのはお金や地位や名誉ではなく、「良好な人間関係」であることが分かっているんです。

じゃあ「良好な人間関係」ってどういうものだと思いますか？　ここで優しい人ほど「みんなと仲良くすること」って思いがち。ですが、僕はここに落とし穴があると思っています。

どういうことかというと、みんなと仲良くしようとすることは自分らしさを失わせる原因になりやすいんです。たとえば、あまり話が合わず一緒にいても楽しくないママ友との付き合いがそうです。「お茶でもしない？」と誘われると本当は行きたくないけれど、付き合いが悪いと思われたくないからガマンしてお茶に付き合う。こうやって形だけのつながりを作るために、おもしろくない話でも作り笑いをしながらガマンしてとけ込もうとする。

たしかに表面上は波風を立てずに済んでいるかもしれません。でも、こんなママ友との付き合いって気を遣うし、けっこう煩わしいですよね。僕は自分の気持ちを犠牲にしないとつなぎ止められない関係って本当に良好な人間関係といえるのか、ちょっと疑問に思うんです。

僕にとって良好な人間関係っていうのは、「お互いがポジティブな気持ちになれる関係性」です。その人と一緒にいる時はありのままの顔を見せて、緊張しすぎずにリラックスしていられる。たとえ頻繁には会わなくても関係が途切れず、会った時にはその時間を大切にしようと思える。そういう大事な人と一緒にいる時間をいかに増やしていけるかが、僕たちの人生を幸せにする最も重要なことなんです。

そして、大事な人と一緒にいる時間を増やすためには、そうではない人との時間をいかに減らしていくかが鍵になります。とはいえ、「みんなと仲良くしなければいけない」っていうしがらみがあると、たとえ性格が合わない人だったとしても距離を取ることは難しいですよね。

こういったしがらみを取り除いて、自分とは合わない人との時間をなるべく減らしていくために、図太いメンタルはとても役に立ちます。
第2章で詳しく説明しますが、人間関係では「諦める」ということも大切です。ここでいう「諦める」とは「明らかに現実を観る」という意味です。

たしかにみんなと仲良くできれば、それは理想かもしれない。でも、人間には必ず相性がある。相性が悪い人とは、どう頑張っても一緒にいてポジティブな気持ちにはなれない。それに、相性が合わない人に時間を使っていたら、そのぶん自分の気持ちをポジティブにしてくれる大事な人との時間は減ってしまう、これが現実。

だから、この人と仲良くするのは諦めて最低限の付き合いだけにしておこう。お茶の誘いは全部行くんじゃなくて、まずは3回に1回くらいにしておけばいいや。

こんな図太い考え方で「みんなと仲良くしなければいけない」を諦めて、その代わり自分にとって大切な人との時間を増やす。これこそが自分たちを幸せにしてくれる良好な人間関係の作り方だと思うんです。

これを読んで「そんな考え方は綺麗事だ！」「それで嫌われたらどうするんだよ？」「現実には嫌な人でも付き合わなきゃいけない場面がたくさんある！」、そう言いたくなるかもしれません。僕はＹｏｕＴｕｂｅやＶｏｉｃｙでそのようなコメントをたくさんもらってきたので、その気持ちは分かっています。今までそうやって自分を抑えて他人のために生きてきたから、自分の気持ちを優先して生きることって簡単じゃありませんよね。

実をいうと、僕も「人から嫌われてはいけない」という考えに縛られていた過去がありました。前に勤めていた職場では酒癖の悪い上司がいて、いつも酔っぱらった上司から「何なんだよ、お前の仕事の仕方は！」とガミガミ説教をされていました。飲み会に行くのが苦痛で仕方なかったけど、欠席して上司に睨まれるのが怖くて嫌々参加していました。

でもある日、終電もなくなってしまった飲み会の帰り道に疲れた体で暗い街の中を歩きながらこう思いました。

「なんでいつもお金を払って、ちっとも楽しくない飲み会に行かなきゃいけないんだろう」「それに上司の機嫌を取ったところで、メリットは何もないじゃないか」「このままだと、ずっと他人に人生のハンドルを握られて、自分の人生を無駄にし続けることになる」「僕はそんな未来を生きたいわけじゃない！」

それから僕は「飲み会に行かないくらいで嫌われるなら、それでもいいや！」って開き直れるようになりました。誰かから「職場の飲み会には行くもんだぞ！」って言われても「それって、あなたの感想ですよね？」「行きたい人だけで楽しめばいいんじゃないですか？」くらいに考えられるようになりました。今では誰が参加していようと、気乗りしない飲み会は絶対に行きません。

特別な才能を持っているわけじゃない僕でもできたんだから、あなたもきっと大丈夫。人はいつからでも変われるし、自分らしい人生を取り戻せます。

今は自分の可能性を信じ切れないかもしれません。でも、本書を読み進めていただければ、だんだんと「あ、いけるかも……！」という気持ちが湧いてくると思います。なので安心してくださいね。

ここではメンタルの図太さが良好な人間関係を作るのにとても役立つこと、そして良好な人間関係が幸せに生きるためにはすごく大事であることを覚えておいてください。そして、メンタルの図太さは次章から解説する5つの要素「しなやかさ・おおらかさ・潔さ・したたかさ・たくましさ」から成り立ちます。これらを身につけるために、この後から具体的に解説することを一つずつできるところからやってみてもらえたら嬉しいです。

図太いメンタルとは

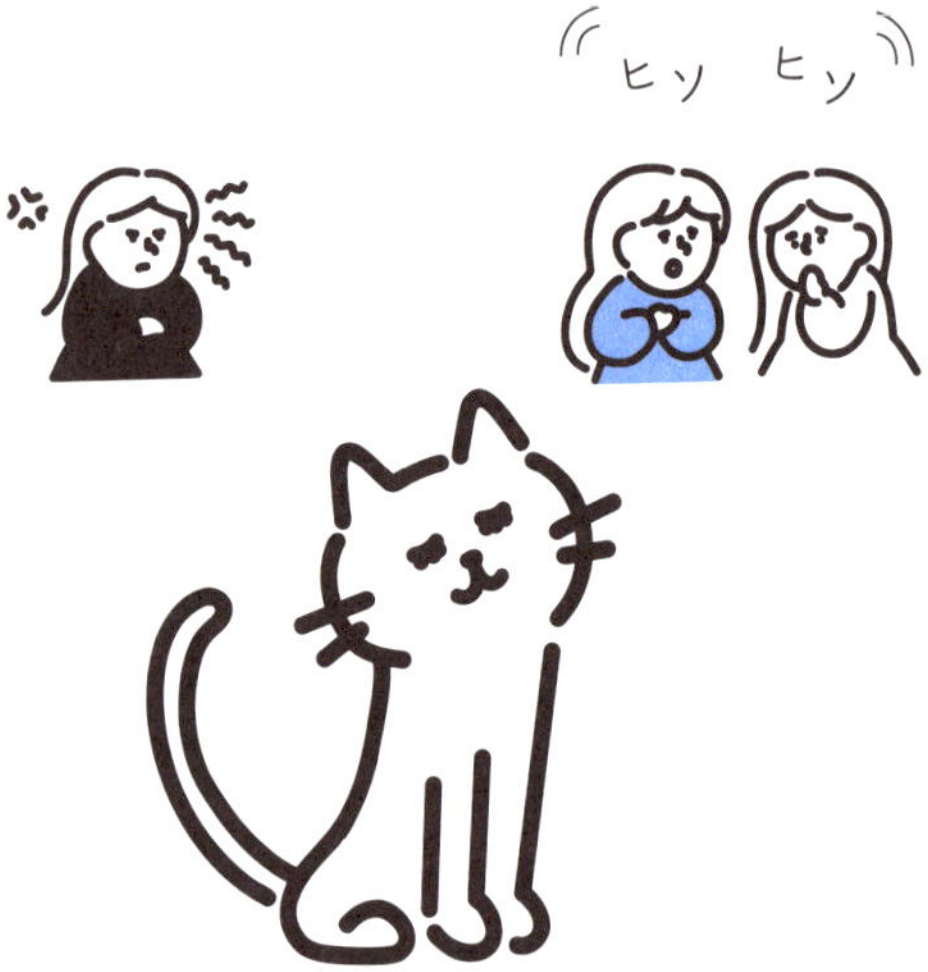

他者や周りの環境から
ネガティブな影響を受けても
平然としていられる力！

第1章

凹んでもすぐに立ち直れる、しなやかさ

凹んでもすぐに立ち直れる、しなやかさとは？

「凹んでもすぐに立ち直れる、しなやかさ」は「ショックな出来事があって落ち込んでも、そこから素早く立ち直れる柔軟性」のことです。

ここで木を例に分かりやすく説明しますね。たとえば、ビュービューと嵐が吹き荒れている時、幹が太くてがっしりとした木は何事もなく微動だにしない印象があるかもしれません。ですが、実は幹が太い木というのは案外強い雨風にさらされるとボキッと折れやすいと言われています。

一方で、幹や枝は細いけれどもよくしなる柳の木はどうでしょうか。嵐が来ると強い風を受けて右に左にと揺り動かされますが、柔軟性があるぶん簡単には折れませんよね。

メンタルもこれと似ています。僕たち人間はロボットじゃないので、「一切落ち込まない」とか、「いつでも不安を感じない」を目指すのはムリがありますよね。むしろ「すぐに落ち込んだり、不安になったりする自分はダメだ」と自分を責めるという別の問題が生まれてしまう。**だから、たとえネガティブな気持ちになっても、そこから早く立ち直れるしなやかさを身につけるほうが現実的なんです。**

失敗してしまった自分をゆるしてあげる

仕事で失敗をして上司やお客さんを怒らせてしまった。そんな失敗って生きているとたくさんありますよね。「なんであんなことを言っちゃったんだろう……」「もっとちゃんと確認しておけば、こんなことにはならなかったのに……」なんて落ち込んでしまうもの。「こんな失敗をしちゃうなんて私はダメだ」って自分を責めちゃうこともあるかもしれません。

きっとあなたがマジメな人だから、そうやって失敗を重く受け止めてしまっているんですよね。だけど、つらい思いをするくらいだったら、どうか失敗した自分をゆるしてあげてほしいんです。

もしかすると「いやいや！　許しちゃダメでしょ！」「もっと深刻に考えるべき！」と思うかもしれませんね。でも、ここでいうゆるすは「赦す」と書いて「すでに行ったことの失敗を責めないこと」って意味です。「もう何度失敗しようが別に構わないよね〜」と無責任になってもいい、なんて意味ではありません。**失敗を繰り返さないよう改善には励むけど、失敗をしてしまった自分自身のことは赦してあげるってことです。**

そもそも、失敗っていうのは何かしらの背景があって起きるものです。上司やお客さんを怒らせてしまうほど仕事で失敗してしまったのであれば、「経験が足りない不慣れな仕事だった」「体調が悪くて本調子が出せなかった」「想定外のトラブルが起きた」「自分には合わない業務だった」、こんないろんな要因が複雑に絡んでいたりします。

要するに、失敗は自分の努力だけではどうにもならないことも多いんです。なのに、どうして自分を責めてしまうのかっていうと「失敗した自分＝価値がない自分」だと思っちゃうからなんですよね。特に、失敗したことで周りを不機嫌にさせてしまったり、怒りを向けられたりすると、自分の価値が低くなったように感じるものです。

でもね、失敗したところで、あなたの人としての価値がなくなる、なんてことはないんですよ。

だって周りを見てください。今まで一度も失敗したことのない人なんて誰もいないでしょ？「私、失敗しないので！」なんて言ってる白衣を着た気が強い女医さんみたいな完璧な人は、ドラマの中だけにしか存在しません。みんな何かしらの失敗を経験している、でもだからといって、その人たちを価値のない存在だなんて思いませんよね。

僕だって今まで数え切れないほど失敗してきました。就職したての頃は仕事が遅くて何度も上司から怒鳴られました。僕のせいで先輩たちに迷惑をかけてしまい、先輩たちが不満げになっているのもヒシヒシと感じていたんです。

でも、そんな中でも「まだ経験が少ないんだし、仕方ないよ」とあたたかく励ましてくれる人もいました。「僕より10年も20年も経験を積んでいる先輩たちと同じようにできないのはムリもない。今の自分にできる範囲で全力でやればいい！」って自分を赦せるようになってから、すごく気持ちが楽になったことを覚えています。

それに、今では発信者として生きることに方向転換して、ありがたいことにこうやって書籍を出版するオファーもいただけています。一応、ある程度は社会から求められる存在になれているんじゃないかと実感しています。

何かに失敗したという結果は、何かに頑張って挑戦したからこそ生まれたものです。だから失敗して他人を不機嫌にさせてしまったとしても、まずは自分を責めるのではなく労ってあげてください。

そして「いろんなことはあったけど、全力は尽くした！」「それでもうまくいかなかったんだからしゃーない！」、そのくらいに考えてもいいんじゃないでしょうか。

Point

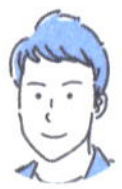

失敗した自分にも価値がある。
「ナイストライ！」と言ってあげよう！

自分はいろんな事情を抱えながら、一生懸命に生きていることを受け入れる

生きているとうまくいかないこと、全てを丸く収められないことがいくらでも出てきます。周りに迷惑をかけて、なんとなく自分に対する視線が冷たく感じて、凹んでしまうこともありますよね。

そんな経験があるあなたにお伝えしたいのは、「あなたはこれまでいろんな事情を抱えながら、一生懸命に生きてきた」ということです。

人ってみんな「周りには理解されない、自分にしか分からない事情」があるんですよね。たとえば、仕事でいつも書類の誤字脱字や計算のミスを繰り返してしまう人がいるとします。周りからは「やれやれ、あいつは詰めが甘いな」とか「い

つまで経っても仕事ができない人だなぁ」と、冷たい目を向けられるかもしれません。

でも、その人は実は注意力の障害があって、一つのことに集中するのが難しいのかもしれません。元々黙って座っているのがとても苦手な人なのかもしれません。周りが期待するような仕事はなかなかできなくても、そんな事情を抱えながらも、本人なりにできるだけのことはやっている。そういう事情が分かれば、相手に優しい目を向けられると思います。

そして、いろんな事情を抱えながら生きているのは、あなた自身にも当てはまることですよね。たとえば、本当はもっと会社に貢献したいけど、自分には子どもがいるから、夕飯を作るために早く家に帰らなければいけない。パートナーの仕事も忙しいから頼れなくて、どうしても残業できない。

そういう事情って、自分とは違う生活をしている人たちにはなかなか理解してもらえないもの。同僚からは「あの人だけ早く帰るのはズルい！」って思われて、どこか冷たく扱われるようなことがあるかもしれないです。だから会社のみんなに申し訳ない気持ちになって、でもどうにもできなくて会社にいづらくなってしまう。

でもね、そんな事情を抱えながらでも、今まで自分なりに全力を尽くしてきたわけじゃないですか。だから、それだけ頑張ってきた自分を認めてあげてほしいんです。

いろんな事情を抱えているから全員の期待を満たすことはできないけど、それでも自分にできることは精一杯やってきた。そんな自分に胸を張ってください。

Point

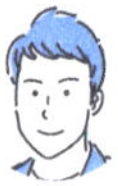

誰からどう思われようと、あなたなりの全力を尽くしてきたことに自信を持って！

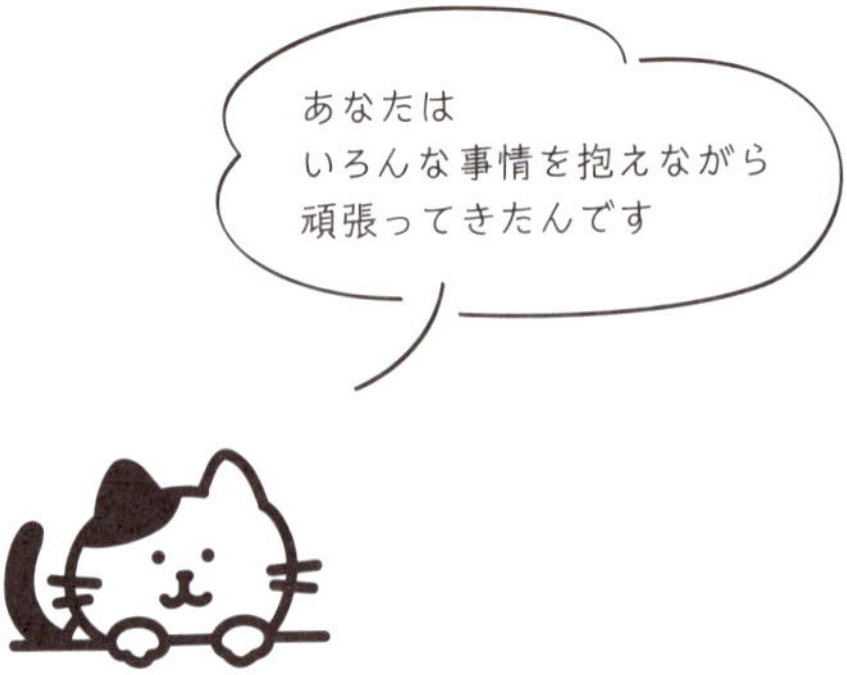
あなたは
いろんな事情を抱えながら
頑張ってきたんです

余計な期待を手放す

僕たち人間は、身近な人ほど「きっと○○してくれるはず！」という期待をしがち。ですが、この期待が大きいほど、期待が外れた時に凹んでしまいやすいんですね。

たとえば、夜遅くまで残業して、1週間以上かけて作った事業の提案書を取引先の会社に持っていったとします。「これだけ頑張って作ったんだから、きっと取引先からも喜んで契約してもらえる！」と自信満々でした。でも取引先は不満な様子で、取りつく島もないくらいに提案書を突き返されてしまった。「あんなに頑張ったのに……」とがっかりしてしまいます。

どうしてがっかりしてしまうのか？　それは取引先に「熱意を持って提案書を作れば、契約してくれる」と期待しているからです。でも、その期待が裏切られてしまったからがっかりしてしまうんですよね。

こんな時は、「それって普通だよね」って考えてみたらどうでしょう。「取引先には取引先の事情がある。こっちが良いと思った提案でも、相手にとっては良いと思わないことがあるのが普通だよね」と期待を手放してみる。すると、契約してもらえなくて悲しいかもしれませんが、「まぁでもそんなもんだよね。どうしたら取引先にとって満足いく提案になるか、もう一度上司と相談してみようかな」くらいに気持ちが和らいで受け止められると思います。

このように「それって普通だよね」っていうのは気持ちを楽にしてくれるすごいフレーズです。「それって普通だよね」っていろんな場面で使えます。

たとえば、旦那さんがいつも家で靴下を脱ぎっぱなしにしてるところを見て「もう！　また脱ぎっぱなしにして、いい加減にしなさいよ！」と怒ってしまう奥さんは多いです。これは「靴下を脱いだら、すぐに洗濯機に入れてくれる」という期待をしているから。

でも、世の旦那さんが多少なりだらしないところがあるのは普通のこと。どこのコミュニティでも奥さんたちが「うちの旦那はさ〜」と旦那のグチに花を咲かせるのはあるあるですよね。だからこそ「旦那はだらしないのが普通」だと思えば、あまりがっかりすることもないし、良い意味で諦められるようになります。
「旦那はだらしないのが普通」と思うから、いざ靴下を洗濯機に入れてくれた時には「助かるわ！　ありがとう！」と旦那さんに感謝できる。すると、人は褒められるのが大好きだから、また褒めてほしくて靴下を洗濯機に入れる頻度が増えていくんですね。

他人は自分の思いどおりに動かないのが普通です。どんなに他人の心をノックしても、人は他人を変えることはできない。だからいつだって、自分が変わるしかない。

僕の知り合いに待ち合わせすると99％の確率で遅刻してくる人がいます。何回も時間どおりに来てほしいと伝えましたが、結局遅刻癖は直らずがっかりしました。だから僕は時間どおりに来てくれると期待せず、待ち合わせには本を持っていくようにしています。本を読んで待っていれば、イライラせずに済むからです。

最初は「なんで遅刻するほうが悪いのに、自分が変わらなきゃいけないんだよ！」と思ったこともありました。でも、**自分の行動を変えるのは、誰のためでもなく自分がご機嫌に過ごせるためなんですよね。**そして、他人を変えることの難しさが東大の医学部の入試だとしたら、自分を変えるのは小学校の漢字テストくらいで圧倒的に簡単です。**だって自分の行動は自分次第でコントロールできるから。**

だからこそ「他人は思いどおりにならないのが普通」って考えて、自分のことに目を向ければ、きっと気持ちがポジティブでご機嫌に過ごせるようになると思いますよ。

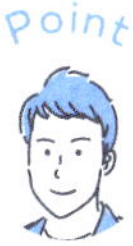

他人への「きっと○○してくれるはず！」という期待は手放して、「他人は思いどおりにならないのが普通」と考えてみよう！

思いどおりにならなくても「まぁいっか！」と考える

他人は期待していたとおりにはならないのが現実、という話をしましたが、ここでもう一つ、**凹んでもすぐに立ち直ることができる魔法のフレーズをご紹介しますね。それが「まぁいっか！」です。**

部長に資料を提出して「これならきっと褒めてもらえる！」って期待してたのに、全然ダメでやり直しになった。それでも「まぁいっか！」。

実家に帰省して両親に手料理を作ってあげて「美味しいって喜んでもらえる！」と期待してたのに、両親からは「ちょっとしょっぱいね」と気に入ってもらえなかった。それでも「まぁいっか！」。

会社で嫌なことがあってムシャクシャしているから、「親友の○○ならきっと話を聞いてくれる！」と期待して電話をした。すると親友から「ごめんね、ちょっと最近忙しくて……」と断られてしまった。それでも「まぁいっか！」。

……これを読んで「まぁいっか！なんて単なる気休めじゃない？」って思ったかもしれません。でも、僕はそう思う人ほど「まぁいっか！」を口癖にするくらい使ってほしいんです。

凹んだ時になかなか立ち直れない原因の一つに、どんどん悪いほうに考えが及んでしまうことがあるんです。

部長に資料をやり直しさせられた↓部長からの評価が下がってもう昇進できない

両親から「ちょっとしょっぱいね」と言われた↓料理すらできないダメ人間
親友から電話を断られた↓親友は私のことが嫌いになった

僕たち人間は凹んでいると考え方もネガティブになりやすいです。だから、ついつい悪いほうに考える沼にはまってしまうんですよね。

でも、よくよく考えてみてください。社会人なら誰でもミスはあるし、たった1回のミスで昇進できなくなるなんてほうが稀です。両親は高齢になってきたから、塩分を気にしているだけかもしれません。親友は本当に忙しいだけで、また余裕ができれば話を聞いてもらえるかもしれません。

冷静に考えれば、もう少しポジティブなとらえ方もできますよね。そのポジティブなとらえ方をするきっかけになるのが、「まぁいっか！」というフレーズなんです。ぜひ使ってみてください。

Point

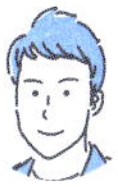

「まぁいっか！」と口に出せば、ポジティブな思考が生まれる

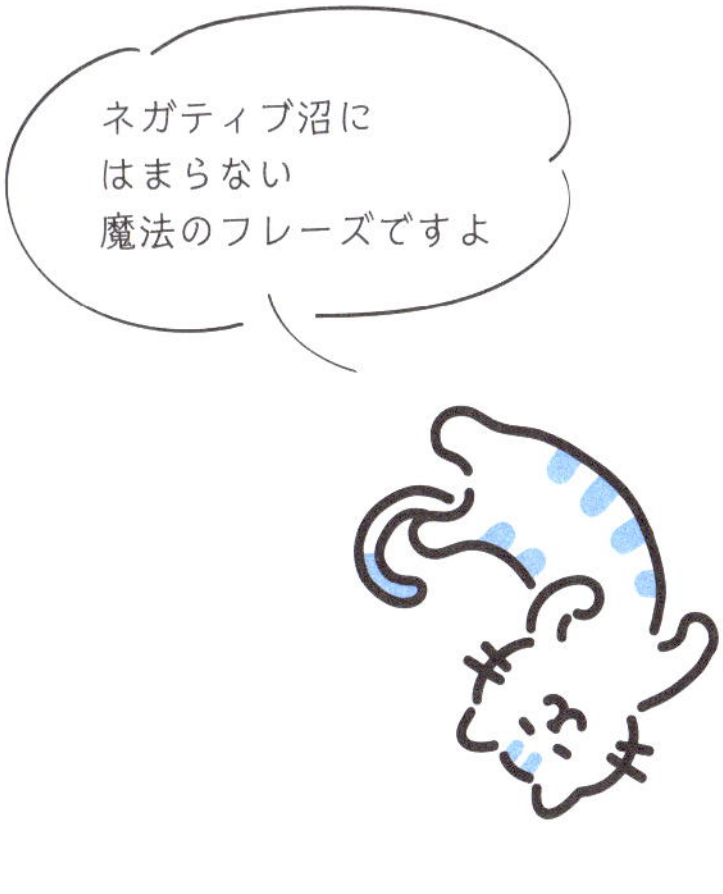
ネガティブ沼に
はまらない
魔法のフレーズですよ

大切な人との別れを乗り越える

大切な人との別れは大なり小なり凹むもの。「なんでもっと大切にしなかったんだ……」って後悔したり、「この先、一人でやっていけなかったらどうしよう……」って不安になったりもしますよね。

では、どうしたら悲しい別れに心の整理をつけられるのでしょうか？

ぜひ2つのポイントを意識してみてください。

❶自分らしくいたのに別れるなら、元々相性が悪かったということ

恋人や夫婦など、最初はどれだけ仲が良かった2人でも別れてしまうことはあ

ります。一緒にいる期間が長くなるほど合わないところが出てきて、「もうこれ以上、一緒にはいられない」となってしまうもの。

もちろん残念だとは思いますが、僕は別れって必ずしも悪いことばかりではないと思うんです。**2人とも、もしくはどちらかが合わないと思って別れたのであれば、それは元々相性が悪かったということです。**

人間って出会ったばかりの頃は相手に気に入ってもらいたくて、すごく気を遣うし、なるべく優しくしようとします。それはある意味、お互いにとって特別なボーナスタイムなんです。だから、お互いの良い面しか見えないもの。でも、付き合いが長くなるほど、段々とお互いの嫌な面が見えてくるもの。それはボーナスタイムが終わって、2人が通常モードに戻るからです。それは仕方ないことなんですよね。

ここで「この人とは合わないな」って思ったのに、これ以上関係をムリに続けようとするなら、あなたはガマンをしなければいけなくなります。ガマンをするということは、2人でいる時のあなたが言いたいことも言わず、やりたいことも抑えて、自分らしくいられないということ。夫婦や恋人なのに自分らしくいられないなら、むしろ別々の道を歩んだほうがお互いのためじゃないでしょうか。

❷自分らしく生きていれば、新しい出会いが必ずある

この先、自分らしく生きていれば、そんなあなたのことを好きになってくれる人が必ず現れます。

だって、この本を読んで自分を変えようとしているあなたは前向きで素晴らしい人だから。人生に悩んだ時に他人にばかり責任転嫁せず、自分の生き方を見直そうとするのは誰にでもできることじゃないですよ。

ムリに自分のことを曲げなくても、ありのままの自分を好きになってくれる人。

次はそんな人との生活を大切にすればいいんです。

Point

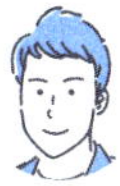

自分らしくいれば、きっと新しい素敵な出会いがある

STEP ❶

しなやかさを身につけよう

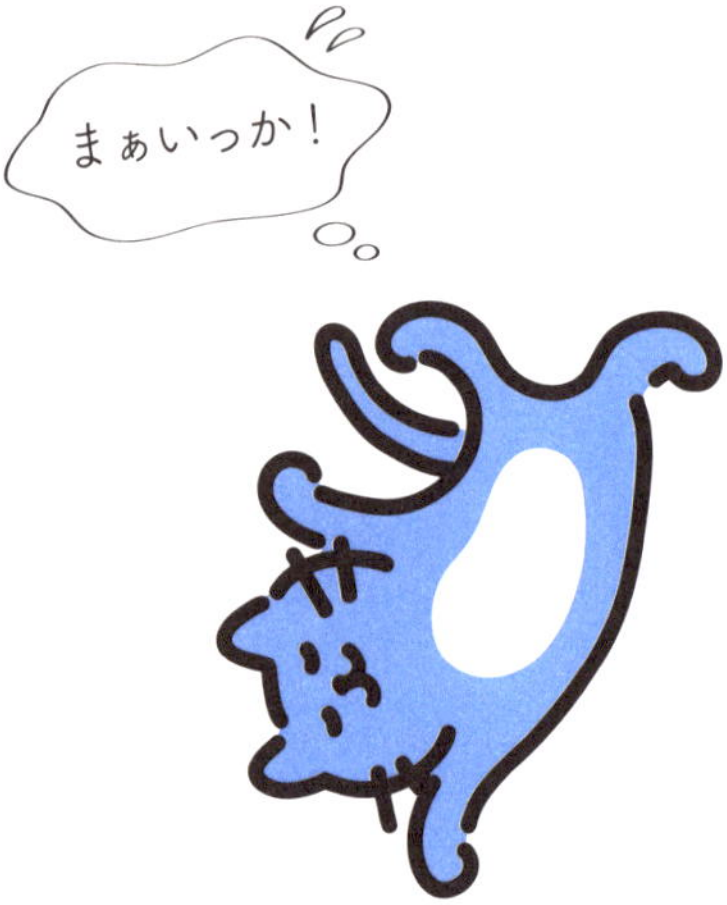

失敗しても

誰からどう思われても

思いどおりにならなくても

「まぁいっか！」

第2章

細かいことを気にしない、おおらかさ

細かいことを気にしない、おおらかさとは？

「細かいことを気にしない、おおらかさ」とは「ネガティブなことがあっても気にすることなく、穏やかで前向きでいられる度量の広さ」のことです。

僕の中では「肝っ玉が据わった母ちゃん」に似たイメージを持っています。ちょっとやそっとのことではメンタルが揺れ動かない、精神的な力強さを感じさせる。でも、おおらかさと包容力があって、ネガティブなことでもすんなり受け入れられる。こんな人が身近にいてくれたら、すごく頼もしいですよね。

「そうなれたらいいけど、それって生まれつきの性格じゃないの？」「私、全然そんな性格じゃないんだけど……」と思うかもしれません。

たしかに生まれ持った性格も関係していますが、ここでもう一度思い出してください。**メンタルの図太さは、思考と行動を変えることで身につくものでしたよね。なので、今日からでも「細かいことを気にしない、おおらかさ」を身につけることはできるんです。**

何を隠そう、僕も昔はすごく「気にしい」なところがありました。思春期の頃、友だちに「なんか髪型がダサい」と言われてから、ずっと鏡の前で「ダサいと思われてないかなぁ……」と髪型を気にしていました。でも整髪料をベタベタつけすぎて、かえって変な髪型になっていたような気がします。

大人になってからも、上司に「なんでこんなこともできないんだよ！」と怒られて、その言葉がずっと頭の中をグルグルかけめぐっていたことがあります。「僕は社会人として失格なんだろうか……?」って、ずっと気にしていました。

そんな僕でも、今では他人から言われたことをずっと気にしていてつらくなるなんてことはほとんどありません。「そりゃ、あなたは心理カウンセラーとしての特別なトレーニングを受けたからでしょ?」と言いたくなるかもしれませんが、そうではないんです。

この章で説明するように思考と行動を変えてメンタルが図太くなったからこそ、ネガティブなことを気にせずに済むようになったんです。では、どうすればいいかを一つずつご紹介していきましょう。

「コントロールできること」と「できないこと」を分けて考える

人間関係における「定数」と「変数」

かつて経営難だったユニバーサル・スタジオ・ジャパンをV字回復させたマーケターの森岡毅さんと、「いつやるか？ 今でしょ！」でおなじみの東進ハイスクールの林修先生が、テレビ番組で数学を勉強する意義について、次のような対談をしていました（表現を一部改変しています）。

林修先生「数学をきちんとやってこなかった人って、よく〝定数〟を動かそうとするんですよ。それはもう動かない。〝変数〟は努力とかで変わるけど、〝定数〟は与えられたものとしてやるしかないっていう話を時々するんです」

森岡毅さん「世の中って、〝自分の力ではどうしようもないこと〟と、〝自分の力でどうにかしなくちゃいけないこと〟、大きく分けるとこの2つしかないわけですよ。多くの人は、〝自分の力ではどうしようもないこと〟、つまり〝定数〟を〝変数〟にしようと『叶わない努力』で人生の時間とエネルギーを浪費してしまうんです。それで疲れちゃって、自分でコントロールできるところに時間の集中がいかない。ここの見極めを数学で練習しているんですよね」

この話を聞いて、学生時代に超文系人間で数学から逃げていた僕は、もっとマジメに数学を勉強してればよかったと反省しました。人生で何が〝定数〟で何が〝変数〟なのかをもっと早く見極められれば、僕はこんなに人間関係に苦労しなかったと思うんです。

この定数と変数の話を人間関係に当てはめると、定数（コントロールできないこと）は他人の意思や行動です。というのも、僕たち人間は基本的に「自分のことは自分で決めたい」という強い欲求を持っています。

だからこそ、他人から一方的にあれしろこれしろと言われると、心理的リアクタンスといって「嫌に決まってるでしょ！　勝手に決めないで！」という他人の要求に反発したくなる気持ちが生まれます。だから他人の行動はこちらではコントロールできないんです。

これは重要なことなので、ぜひ覚えておいてほしいのですが、人が変わるのは大きく分けると次の2つの条件が整っている時です。

❶変わることによって自分にメリットがあると思える

❷「自分ならきっと変われる！」と期待できる

特に、相手にとっては変わったところで大したメリットがあると思えないのに、相手の行動が目につくからといって、こちらが一方的に「あなたが変わってよ！」と要求しても、相手は99%変わってくれません。

それどころか、相手を変えようと必死に頑張れば頑張るほど、相手は抵抗してますます心を閉ざしてしまいます。だから、「なんで私がこんなに言ってるのに、分かってくれないの!?」とイライラしてしまうことになります。

「そんなことない！　だって会社の上司は部下に命令して行動を変えることがで

きるじゃない！」と思うかもしれません。でもそれは会社という枠組みの中で「上司の言うことを聞いておかないと、後で困ることになる」というリスクを回避するメリットがあるからです。もし上司と部下という関係でなければ、嫌な思いをしながら理不尽な命令に従う理由はありませんよね。

自分でコントロールできること

では他人のことが「定数」なのであれば、人間関係における「変数」とは何でしょうか？　**それは第1章でもお伝えしたように、自分自身の考え方や行動です。**他人を一方的に変えることは容易ではありませんが、自分のことはもっと簡単に変えられます。

そして他人を変えることはできなくても、自分を変えることで他人との関係性

を変えることはできます。

たとえば、身近にいつも他人の悪口を言っている人がいると、聞いているのもウンザリするし「私もどこかで悪口を言われてるんじゃないか……」って気になったりします。

でも、悪口には言うと一時的に気持ちよくなって、何度も繰り返したくなる性質があります。なので、もし「もう悪口は言わないで」って頼んだところで、悪口が大好きな人はきっと変わりません。

一方で、「はいはい、悪口を言わないとやってられないくらいストレスが溜まってるのね〜」と自分の考え方を変えれば、悪口はあくまで言う側の課題だと思えて気にならなくなってきます。

また、その人が悪口を言い始めたら「ふーん、そうなんだ」くらいの素っ気ない対応をするようになれば、相手は「この人に話してもつまらない」と感じて別の人に悪口を聞いてもらうようになります。だから結果的に、相手との関係性が変わるというわけです。

「コントロールできること」と「できないこと」を見極めるスキルは「細かいことを気にしない、おおらかさ」の中核となるものなので、ぜひ覚えておいてください。

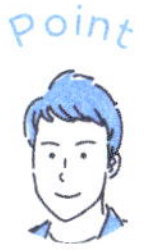

他人の意思や行動はコントロールできないこと、自分の考えや行動はコントロールできること

悪口を言われても「受け取らない」を選ぶ

悪口の話題が出たので、なるべく自分のご機嫌を損なわない悪口との付き合い方をもう一つお伝えしておきます。

どこのコミュニティでも他人の悪口が大好きな人っていますよね。こういう人は大抵ヒマで、他人のことにばかり関心を向けて、常に悪口を言うネタを探しているもの。そして悪口を直接的に言ってくる人もいれば、わざと独り言を装って間接的に聞こえるように言う人もいます。

言われたほうはたまったもんじゃありません。とはいえ、言い返すのもなんか気が引ける……。そんな人に「お釈迦様に悪口を言った男」というおすすめのエピソードをご紹介します。

あるところに、お釈迦様が多くの人たちから尊敬される姿を見て、妬んでいる男がいました。

男「どうして、あんな男がみんなの尊敬を集めるのだ!? いまいましい！」

そこで、男は散歩のルートで待ち伏せして、群集の中で口汚くお釈迦様を罵ってやることにしました。

その男はお釈迦様にずっと酷いことを言い続けましたが、お釈迦様は何も言い返さずにずっと黙っていました。そして、男は悪口を言い続けて疲れてしまった後、その場にへたりこんでしまいました。そしてお釈迦様はこう言いました。

お釈迦様「もしあなたが贈り物をされても受け取らなかったら、その贈り物は誰のものになるでしょうか?」
男「それは贈り物を差し出したやつだろう。相手が受け取らないんだったら、その贈り物は自分で持って帰るしかないじゃないか!」

男はそう答えてから、すぐに「あっ!」と気づきました。
そして、お釈迦様はこう言いました。

お釈迦様「そのとおり、あなたは今まで私のことを酷く罵っていた。でも、私はその言葉を少しも受け取らなかった。だからあなたが私を罵った言葉は、私が受け取らなければ、あなた自身が全部受け取ることになるんです」

こう言われた男は何も言い返せず、お釈迦様にお詫びの言葉を伝えました。

いかがでしょうか？ **このエピソードから分かるのは、悪口を言うのは相手の自由だとしても、それを受け取るかどうかはこちらの自由ってことなんですよね。**相手の悪口が耳に入ってきたとしても、その言葉をマジメに受け取るのか、それとも「なんかまた一人でワーワー言ってるわ（笑）」くらいに聞き流すかは自分で選べるんです。

僕はＳＮＳでは「嫌な言葉は受け取らない」を徹底しています。アンチコメントが来たらウサイン・ボルトより速くブロックや非表示にしています。アンチっぽい人から送られてきたＤＭは開くことすらしません。

「それじゃ、せっかく自分の至らない点に忠告してくれる人の言葉に耳を貸さない自己中な人間なんじゃないの？」と思うかもしれません。ですが、自分の投稿の改善点については、僕は再生数やいいね！数といった「数字」を見て判断するようにしています。

それに、コミュニケーションでは「内容」だけじゃなくて「言い方」って大事だと思うんですよね。会社では、たとえ部下の成長のために至らないところを注意したとしても、それが部下の人格を否定するような、業務上の適正な範囲を超えた指導だったとしたら「パワハラ」という不適切な行為と認定されます。

それと同じようなもので、どんな内容だとしても人を嫌な気持ちにさせる不適切な言葉はまともに受け取る必要ないと思っています。言いたい人には勝手に言わせておけばいい。相手が独り言を言ってるだけだと思えば、悪口は気にならないようになりますよ。

Point

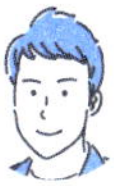

僕たちには悪口を受け取らない自由がある

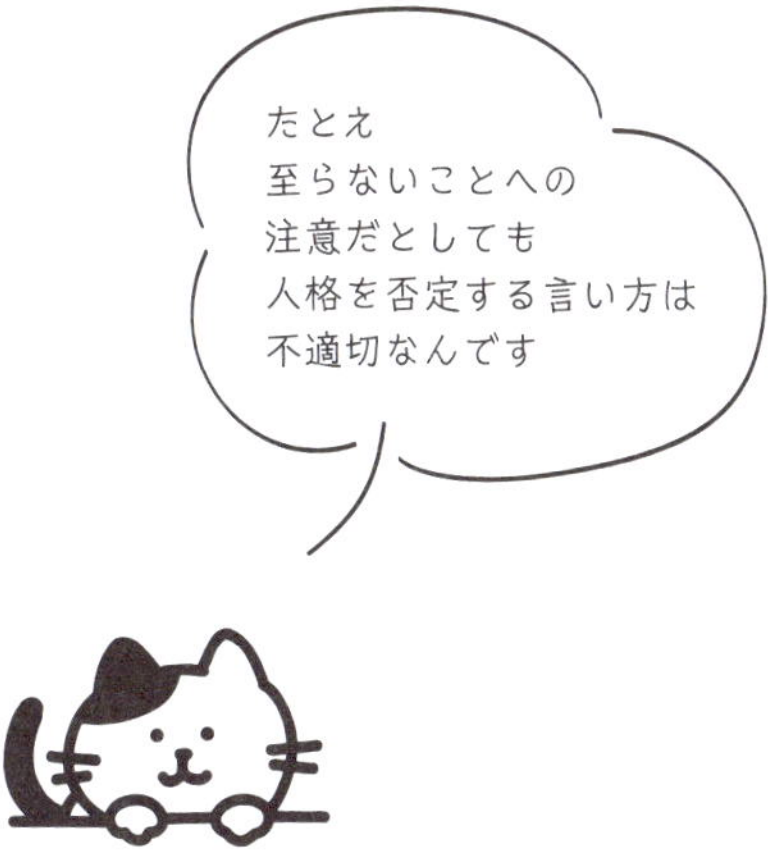
たとえ
至らないことへの
注意だとしても
人格を否定する言い方は
不適切なんです

聞かなきゃいけない話は「被害者意識」を手放して「目的意識」を持って聞く

嫌な話はまともに受け取らなくていいと言ってきましたが、どうしても形だけでも聞かなければいけないシチュエーションもありますよね。

たとえば、会社の上司が昼休みに自慢話をしてきたら、本当は無視したくても後々のことを考えると聞かざるを得なかったりします。

こんな時に「なんで私が……」って被害者意識を持つと、上司の自慢話が終わるまでずっとガマンしなければいけません。**では、ここで被害者意識を手放して「なぜその話を聞くのか？」という目的を考えてみてください。**

僕たち人間は他のことをするよりも「相手の話を聞きたい」と思った時に話を

聞きます。「いやいや！　聞きたくないけど、相手を無視するわけにもいかないから聞いてるだけだよ！」と思うかもしれません。

でも、ちょっと考えてみてください。たとえ相手が上司だろうと「今は昼休みだからゆっくり休みたいので、話は遠慮してもらえますか？」って話を遮ることはできるはずです。「そんなことしたら上司を怒らせるじゃない！」って思うかもしれません。ですが、それを言った瞬間に会社をクビになるわけでもないので、言おうと思えば言えることですよね。

それでも上司の自慢話をガマンして聞くのは、「聞いたほうが後々仕事で面倒なことにならずに済むから」という目的があるからに他なりません。つまり、本当は聞きたくないという複雑な思いが交錯するけど、最終的には自分自身で話を聞くことを選んだわけですよね。

ということは、昼休みにスマホをいじってゆっくりするよりも、上司の自慢話を聞くほうがいいとあなたが判断したわけです。だったら、どうせ話を聞くなら「上司から自慢話を聞かされている」という被害者意識は手放したほうがいいと思いませんか？

被害者意識を持って嫌々話を聞いていたら、きっとあなたの表情は引きつっていると思います。「はぁ……」とか「そうなんですね～」みたいな当たり障りのない相槌しか打っていないでしょう。でもそれじゃ、上司も話していて気持ちいいとは感じないですよね。

もう一度確認しますが、話を聞く目的は「上司をご機嫌斜めにして仕事で面倒なことになるのを避ける」でしたよね。だったら「積極的に話を聞くと自分で判断した」という形にするといいと思います。このように、ものの見方は自分で選ぶことができるんです。

どうせ相槌を打つならキャバクラのお姉さん並みにキラキラした笑顔で「わぁすごい！」「さすがですね！」くらいに言っておいたほうが上司の機嫌は良くなります。だから結果として仕事も円滑になるでしょう。

それに、嫌な話を聞く時って大抵「いっつも同じ話ばっかり……」「早く終わらないかな……」とネガティブな考えが浮かんでいるものです。こんなことを考えながら話を聞くのは、自分で自分にストレスを与えるようなものだから、すごく疲れてしまいます。

それよりも、ネガティブな思考が浮かんだら、いったん脇に置いちゃってください。そうして相手の話に集中し直すほうがメンタル的にはすごく楽になります。相手の話を評価したりせず、ただひたすらに興味を向けて聞くというのはカウンセリングでも日常的に使われる手法です。こうやって余計なことを考えずに聞くからこそ、話し手には「ちゃんと聞いてくれた！」と満足してもらえます。話を聞くという選択をしたのであれば、自分にとって一番ストレスがかからない聞き方をしたほうがいいですよね。

重要なのは「話を聞くという自分の選択が適切だった」と認めてあげること。そうすると相手だけではなくて、自分自身のことも肯定してあげることになり、お互いがｗｉｎ-ｗｉｎの関係を作れると思います。

Point

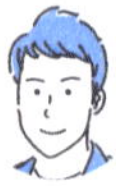

「話を聞かされる」か「主体的に話を聞く」か、選ぶのは自分次第！

肯定的に諦める

僕はこれまで多くの人を見てきて、「細かいことを気にしない、おおらかさ」を持った人とそうでない人には、とある違いがあることに気づきました。それは、人間関係を肯定的に諦めているかどうか、ということです。

諦めるというと「放棄、断念、ギブアップ」みたいなネガティブな印象を持っているかもしれません。でも、**ここでいう諦めるとは「明らかに現実を観る」**という仏教に由来した意味なんですね。

僕はこれまでいろんな職場を転々とした過去があって、たくさんの人と働いてきたんですが、どこの職場でも必ずいつも周りに嫌なことを言っている人がいました。

慣れない仕事で時間がかかっている人に「なんでそんな簡単な仕事に時間かかってるのかしら?」。仕事を早く片付けて帰ろうとする人には「定時で帰れる人はヒマでいいわよねぇ」。僕は聞いているだけで気になってイライラしていたんです。

これってつまり「人が何人か集まれば、一人くらいは嫌なことを言う人がいるもの」ってこと。これが現実なんです。その現実をしっかりと分かっていれば「あ、ここの職場ではこの人がいつも嫌なことを言ってるんだ」「なるべく距離を取って、余計なことは話さないほうがいいや」と心の準備ができます。

たとえ自分に嫌味を言ってきたとしても「はいはい、いつものパターンね~」くらいに思えて、あまり落ち込まずに済みます。**「嫌な人はどこにでもいる」という現実を見ることによって、それは「みんなが経験している〝あるある〟なこと」と**

思える。だから、何を言われても気にしなくなるんです。

ところが、昔の僕は現実をきちんと見ていませんでした。だから「職場の人はみんないい人」って思って「きっとみんなとうまくやれる！」だなんて淡い期待をしていました。

でも現実は、どこの職場でも嫌な人がいる。だから嫌味を言われたりすると「自分はコミュ力がないからダメなんだ……」「みんなとうまくやれないなんて社会人失格……」と落ち込んでいました。

それと、僕にはいつも待ち合わせに遅刻してくる知り合いがいるって話をしましたが、ここでも肯定的な諦めを使っています。「大人なら遅刻せずに来てくれる」と期待しているから、待ち合わせの時間になっても相手が来ないとイライラしてしまう。「何度も遅刻しないでって言ってるのに、またやってる！」と相手に不満を持ってしまうわけです。

もちろん、遅刻して他人の時間を奪うのは望ましいことではありません。でも、遅刻癖がある人なんていくらでもいますよね。だから「世の中には頑張っても時間を守れない人がいる」としっかり現実を見ておけばイライラしない。カフェでおもしろい本を読んで待っていれば、ご機嫌な時間が過ごせます。

他人に完璧を求めるという非現実的な期待を持っていると、たった一つでも短所が見つかったら、相手のことが嫌になってしまいます。でも、僕を含めて、完璧な人は誰一人存在しないのが現実です。現実を見れば、「この人には短所もあるけど、総合的には良い人だよな」と思えて、相手とずっと良い関係が作れるんですよね。

このように、肯定的に諦めて非現実的な期待は早めに手放したほうがいいんで

す。こういうクールな考え方ができると、大抵のことにはおおらかになれて、ご機嫌に毎日を過ごせるようになりますよ。

Point

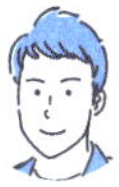

他人に期待せず、現実をしっかりと見よう！

人はみんな「自分が一番大事」だと思っている

いきなりですが、デパートのお得なバーゲンセールに行ったところを想像してみてください。バーゲンセールは早い者勝ちだから、みんな「取られる前に取れ！」と必死に商品を自分のものにしようとしますよね。みんな「自分が一番大事」で「自分が一番トクしたい！」と思っているわけです。

そんな「自分が一番大事」と思っている人同士が、同じ商品に手を出したらどうなるか？　きっと「私が先に取ったのよ！」「いいえ！　私のほうが早かったわ！」なんて奪い合いが始まります。

そして欲しかったものを取られたほうは「あの人はなんて自分勝手なの！」「譲ってくれたっていいじゃない！」って思うものです。

つまり、僕たち人間はみんな「自分が一番大事」「あなたより私が大事にされるべき！」と思っている。これが人間の本質なんです。

もしかすると、この本を読むような優しい人にはピンと来ない考え方かもしれませんね。それだけあなたが「自分ではない誰かのために生きてきた」ということでしょう。

ですが、この本質を知らないと、他人を信じられなくなったり、いつも周りに対してイライラしたりします。それに「自分が一番大事」だと思っているズルい人につけ込まれて、あなたの貴重な人生を搾取されてしまう。どんどん人間関係がしんどくなってしまうんです。

だからこそ、今日から〝人はみんな「自分が一番大事」だと思っている〟という本質を頭の片隅でもいいので置いておいてください。すると「みんな自分が一番大事なんだから、そもそも人間関係ってうまくいかないのが当たり前だよね」と考えることができます。

たとえバーゲンセールで欲しかった商品を取られても「仕方ないや、私に譲るメリットはないもんね」って、現実的に考えて落ち着いていられるんです。

みんな「自分が一番大事」だと思っているから、ぶつかり合ってしまうのが普通なんです。どんなに話し合ったって、分かり合えないこともあるんです。「なんだか冷たい話だなぁ」と思うかもしれません。でもそんな優しいあなただからこそ、ぜひこのことを覚えておいてください。

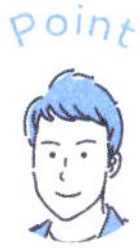

「人の本質は自分優先でわがままなもの」という前提を持っておく

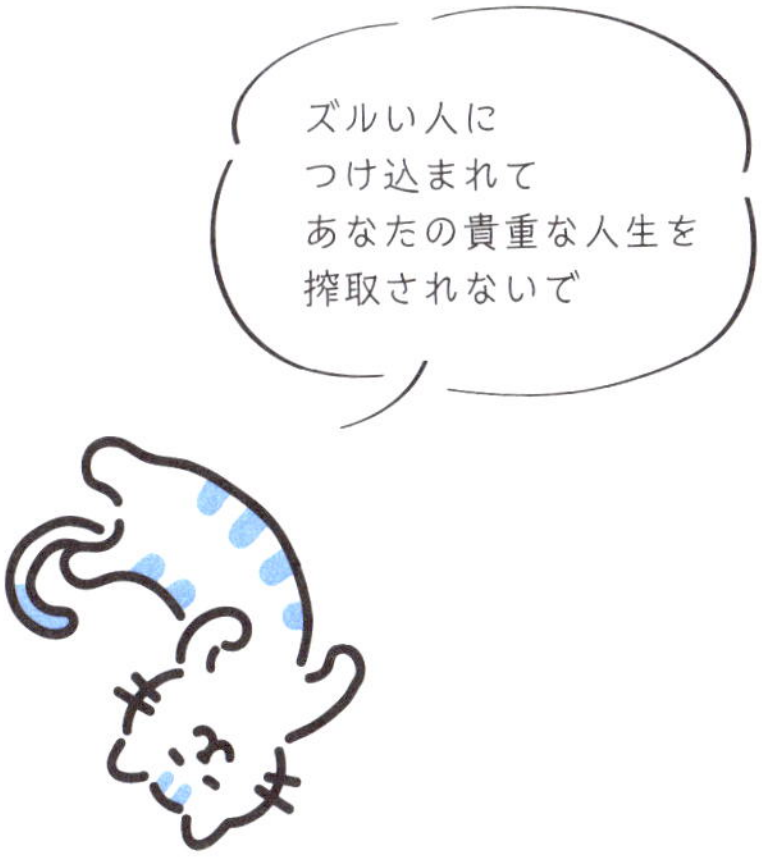
ズルい人に
つけ込まれて
あなたの貴重な人生を
搾取されないで

デリカシーがない相手の言葉をスルーする

時々「なんか白髪が増えてオバサンになっちゃったね〜」「お前太りすぎだぞ！　もっと痩せろよ（笑）」というデリカシーがないことを、息を吸うように言う人がいます。特に、見た目のことを気にしていると、傷ついたりイライラしたりしますよね。そして言われた後も「他の人も同じように思ってるのかなぁ……」なんて、ずっと引きずってしまうもの。

僕はこういうデリカシーがない人を見ると「あー、この人は残念な人なんだな」って思って、心のシャッターをガラガラと閉じるようにしています。たとえ「そういうことは言わないでほしい」と伝えても、「マジで怒るなよ、冗談だよ（笑）」なんてはぐらかされたりしますしね。

はっきりいって、相手にネガティブに受け止められかねない見た目のことを口に出してしまうというのは、冗談でも許されない「人として失礼な行為」だと思うんですよね。つまり、これは「言った側が配慮に欠けている」ということです。

普通の人であれば「白髪が増えたな」「ずいぶん太ったな」と思っても、そのまま口に出して相手に伝えることはしませんよね。そんな失礼なことを言ったら、相手を傷つけてしまうことが容易に想像できるからです。

だから、この問題の本質は自分の見た目が（世間的には望ましくないと言われる方向性に）変わったという事実ではなく、「相手がつい心ないことを口に出してしまう」ということなんですよ。そして、見た目以外にも収入や複雑な家庭の事情など、普通はあまり触れてほしくないことを平気で話題に出す人って少なくないんです。

こういうデリカシーがない人にはいくつかのパターンがあります。

❶他人の気持ちを想像するのが苦手で、思ったことをそのまま口に出してしまう

❷「年下の人や職場の部下には多少失礼なことを言っても許される」と誤解している

❸対人関係の距離感がおかしく、相手の領域に踏み込みすぎてしまう

いずれにしろ、こういう人は今後も同じことを繰り返しがちです（注意してくれる人が周りにいないから）。なので、デリカシーのないことを言われたら「あぁ、残念な人なんだ、じゃあ仕方ない」という生あたたかい目で見てあげて、さっさと距離を置きましょう。

Point

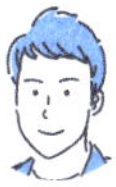

デリカシーがないことを言われたら、
100％口に出す側の問題だと考えよう！

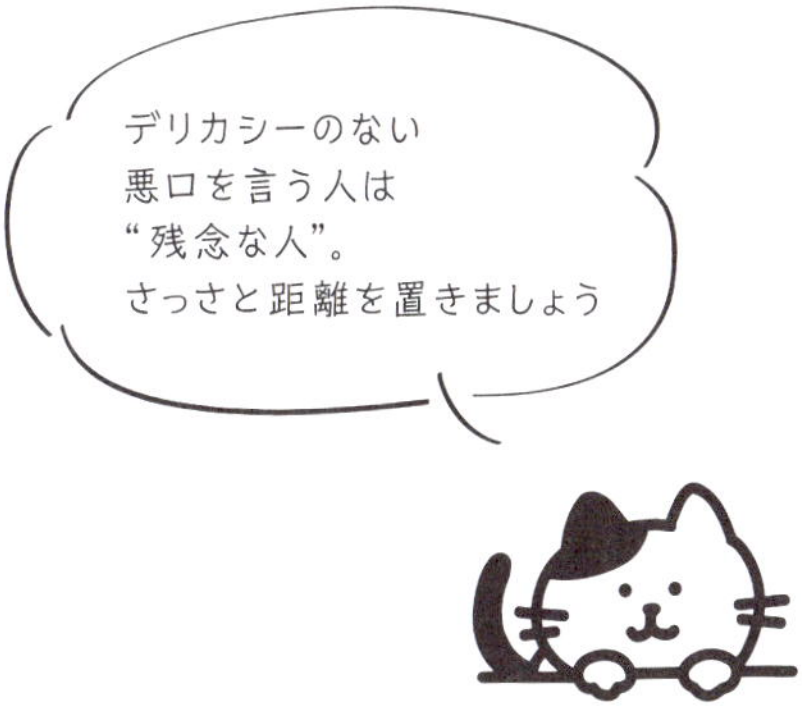
デリカシーのない
悪口を言う人は
“残念な人”。
さっさと距離を置きましょう

余計なお節介にイラつかないコツ

デリカシーがない人によくあることの一つに「余計なお節介をしてくる」があります。

会社で一緒に働いている人に「なんでそんなやり方しているの？」「もっとこういうやり方のほうがいいでしょ！」という言い方をする人がいますよね。これって一見アドバイスのように感じるんですが、言われたほうは「余計なお世話だよ！」となんとなくイラッとくるもの。

なぜイラッとしてしまうかというと、理由は大きく2つあります。

❶自分の領域に土足で踏み込まれているから

同じ仕事を進めるにしても、やりやすいやり方は人によって違います。自分にとってやりやすいやり方でも、相手にとってもやりやすいとは限らない。特に仕事では目的が達成できればいいわけですから、達成するまでのやり方は本人が決める領域と考えられます。

だからやり方に口を出されるというのは、自分の領域に土足で踏み込まれてるってことなんですよね。余計なお節介であって、イラッとするのは当然なわけです。

かつてオリックス・ブルーウェーブ（以下：オリックス）の監督だった仰木彬氏はこのような言葉を残しています。

「山に登るルートはたくさんあるのだから、自分の成功体験を押しつけてはいけ

ない」

イチロー選手がオリックスに在籍していた当初、自ら考案した独特なバッティングフォームをしていました。ところが、当時のオリックスの打撃コーチ陣が、フォームを矯正するよう指導したところ、思うような結果が出なくなりました。

そこで、一部の理解あるコーチがイチロー選手の体格や瞬足であるという特性には独自の振り方が適していると認め、振り子打法を完成させました。その後、イチロー選手が首位打者になったり、メジャーリーグで活躍できたりしたのは、最終的にオリックスがイチロー選手の領域を尊重したからかもしれませんね。

❷ありのままの自分を否定されたから

やり方を変えるようアドバイスされるというのは、ある意味「あなたの現状はよくないですよ」と指摘されたことになるんですよね。つまり、ありのままの本人を否定する発言ともいえます。

僕たち人間にとって、ありのままの自分を否定されると嫌な気持ちになるのは当然のことです。ですがマジメな人ほど、こういうアドバイスをされた時に「相手がせっかく親切心で言ってくれているのだから、ちゃんと聞かなくちゃ……」と思ってしまうもの。

それに「相手が言ってることも一理あるし……」と思ってしまうこともあります。すると、なんだか「そのアドバイスを聞かないのは、わがままなのでは？」と感じちゃうんですよね。だから、嫌だけどガマンして受け入れなければいけなくなって、すごくつらい思いをしがちです。

でも、どうか自分が嫌な気持ちになったという事実に蓋をしないでほしいんです。そして、ちょっと立ち止まって「相手の言い方」と「言っている内容」を切り分けて考えてみてください。

余計なお節介をされて自分の領域に足を踏み入れる「言い方」をされたんです

から、嫌な気持ちになるのが当たり前です。だって、もっと他人に配慮できる人なら、「もしかすると、こういうやり方をしたらもっと楽にできるかもよ。まぁ参考程度に！」くらいに受け取りやすい言い方をしてくれますよね。

そして、相手が言った「内容」には役立つところもあると思うのであれば、まずは自分の嫌だった気持ちを受け入れてあげて冷静になるまで待てばいいんです。そして冷静に役立つところだけ頂戴して自分の行動を改善すればいい。余計なお節介は、そんな良いとこ取りをしてしまえば、自分にとって気持ちよくメリットを享受できると思います。

Point

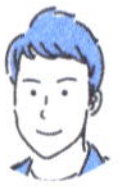

余計なお節介にイライラするのは、あなたがわがままだからでも、器が小さいからでもない

許せない人を赦す

過去に誰かから嫌な思いをさせられて、ずっと許せず頭に残っている。そんな経験ありませんか？
たとえその相手ともう関わることはないとしても、嫌な記憶はずっと残り続ける。すると「絶対許さない！　一生恨み続ける！」なんて考えてしまいますよね。

でも心のどこかでは、相手が謝ってくれることは絶対ないことも分かってる。こうやって自分が嫌な気持ちになってるのに、相手はそんなことはつゆ知らずにのうのうと暮らしている。そうやって目の前にいない人のことを悶々と考え続けるって悔しかったり悲しかったり複雑な気持ちになりますよね。

これは大事なことなので過去の著書やＹｏｕＴｕｂｅでも話しているのですが、**そんな時は思い切って相手を赦してみてほしいんです。**でも、嫌なことをした相手を赦したら、「相手の行動はよかったと肯定することになるんじゃない？」とか、「自分もあの人の振る舞いに同意したことになるの？」って思うかもしれません。

ですが、**赦すは「すでに行ったことの失敗を責めないこと」**という意味でしたね。決して「相手がやったことは正しかった」とかムリに考える必要はありません。あなたの中で無罪放免にしてあげる必要もありません。

それに、ずっと嫌な相手を心のどこかに住まわせて、その人のことを思い出しては嫌な気分になるなんて、できれば終わりにしたいでしょう？　あなたの貴重な人生の時間を、そんな酷いことをしてきた人のために使うなんてもったいないです。

だから、ここでの赦す目的はあくまでも**「自分の気持ちを楽にするため」です。**

そのために、まずは許せないほど嫌な思いをしている自分を受け入れてあげてください。

「ずっと恨んじゃうのもムリないよね」「それだけ嫌な思いをさせられたんだもん、つらくなるよ」「許せるはずないよね、それでいいんだよ」と、とにかく自分にOKを出してあげてください。

自分で自分のことを赦せなければ、他人を赦すことはできません。「いつまでも根に持ってるなんて、自分は器が小さいんじゃないか……」って自己嫌悪するかもしれません。でも、他人を赦せないのは、それだけあなたの心が傷つけられたからであって、器が小さいからではないんです。

自分の心が傷ついたままだと、相手のことを赦す心の余裕は生まれません。もしずっとその相手のことが赦せないままなら、まだあなたの心が十分癒やされていないからなんです。

傷ついたまま「もう許そう！　忘れよう！」ってムリやり考えても、きっとどこかで心が納得できないままモヤモヤが続くことになります。だからまず、相手を許せないことで苦しんでいる自分を否定せずに認めてあげてください。

そうしたら次に、相手に「出さない手紙」を書くこともおすすめです。書き方に正解はありませんが、もし迷ったらこんな感じで書いてみてください。

あの時起こったことは「もういいよ」とはならないけど、あなたにされたことにとらわれていくのはもう望んでいません。あなたをどれだけ恨んだところで、私の気持ちは晴れません。私はもっと前を向いて生きていきたい、だからあなたを赦します。

こんなふうに手紙を書くと不思議と肩の荷が下りた気がして、気持ちが楽になってきます。未だに心に引っかかっている人がいるなら、ぜひ試してみてください。

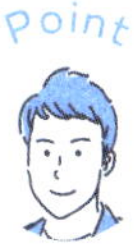

恨み続けるよりも、
赦してしまったほうが気持ちが楽になる

STEP ❷

おおらかさを心がけよう

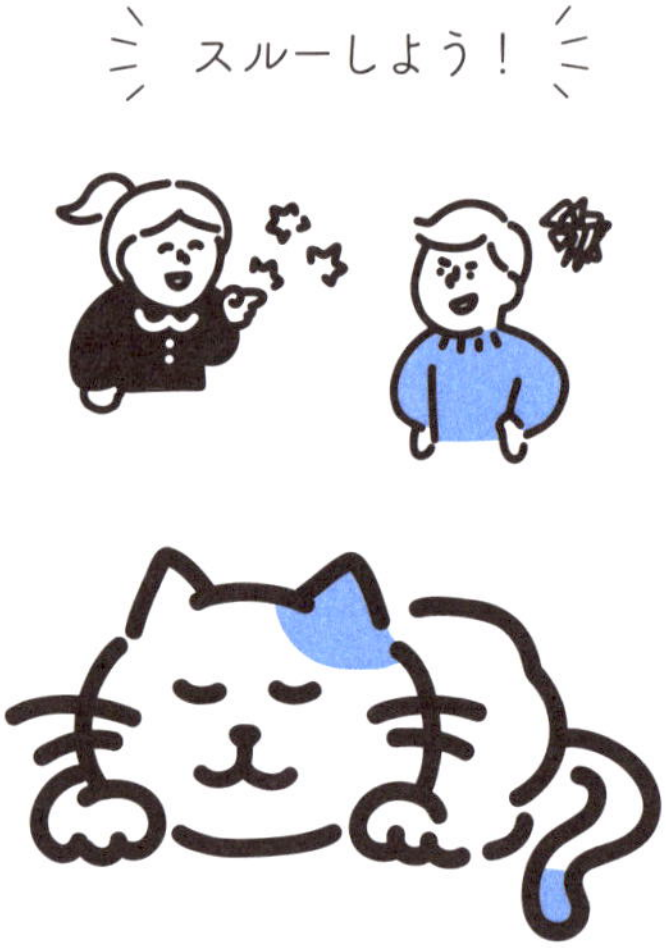

悪口もデリカシーのない言葉もスルー！
嫌な人はどこにでもいる！
みんな「自分が一番大事」と
思っているんだから。

第3章

執着を手放せる、潔さ

執着を手放せる、潔さとは？

執着とは、仏教において「事物に固執し、とらわれること」と言われています。一つのことに心をとらわれて、そこから離れられないこと、何かを失うことを恐れ、しがみつきたくなることですね。

執着というのは苦しみを生みやすいです。たとえば、お金に執着をしている人は、裏を返すとお金を失うことへの不安があります。それは「収入が少ない人＝社会的に価値が低い人間だと思われること」への恐れだったりするんですよね。

恋人や配偶者に執着をしている人も、恋人や配偶者を失う恐れがあるからこそ、恋人や配偶者にしがみつきたくなります。

夫婦関係が悪くなっているのに離婚できないという夫婦も少なくありません。それは「結婚をしているというステータスを失うこと」を恐れている場合が多いです。他人から「バツがついた人」とネガティブに評価されることが怖いので、婚姻関係を続けることに執着しているわけです。

一方で、僕は収入っていうのは額面の大きさよりも、**「自分にとって」**満足できる生活が送れているかどうかが重要だと思う派です。結婚も、既婚者というステータスそのものが大事なのではなく、**「自分（と配偶者）にとって」**独身でいるよりも結婚しているほうが幸せだと思えることが重要ですよね。

つまり「自分にとってどうなのか？」が大事なわけです。ですが、自分の中にある「こうでなければ」という偏見、他人からの評価、世間の常識などによって

執着が強くなると、「自分にとってどうなのか?」が見えなくなってしまいがちです。だから、執着が多いほど本来の自分らしい人生から遠のいて苦しい思いをしがちなんです。

だからこそ、僕は執着はできる限り手放していくことが大切だと思っています。

一旦立ち止まって自分とじっくり向き合い、過去の自分を振り返る。そうして自分を苦しめている執着を一つずつ手放していく。

執着を手放していくほどに心は楽になっていきます。そうして、これだけは手放せないと残ったものが、あなたにとって本当に大切なあなたらしい生き方です。このように、大事だと思っていたものを失うことを恐れない思いきりの良さ、これこそが「執着を手放せる、潔さ」です。

「人は生きているだけで、十分に価値がある」と考える

生きていると「自分の役割」にとても執着してしまうことがあります。たとえば、職場の人事異動で今まで自分がついていたポジションに別の人がつくことになった、なんてこともあります。仕方ないと思いつつも、心のどこかでは「どうして自分はそのポジションから外されたんだろう……」とモヤモヤしてしまう。これは職場でのポジションという役割への執着です。

どうしてこのような執着が出てしまうんでしょうか？　それは「自分の役割がなくなる＝自分の価値が失われる」と思っちゃうからなんですよね。特に、一つの役割に自分の人生を捧げてきた人ほど、この感覚に陥りやすいんです。

「職場のために」「同僚のみんなのために」って熱意と責任感を持って頑張ってきた。ポジションを与えられたということは、社会に頑張りを認めてもらえている証しだと思ってきた。だからこそ、その役割がなくなってしまうのは、寂しいし、虚しい感じもしますよね。

でもね、これはぜひ忘れないでください。

たとえあなたから何かの大きな役割がなくなったとしても、あなたには生きているだけで十分に価値があるんです。

ちょっと想像してみてください。もし道端に誰かが倒れていたら「どうしたんですか？　大丈夫ですか!?」って声をかけますよね。その人を必死に助けようと、心臓マッサージをしたり、救急車を呼んだりするかもしれません。

それは、倒れている人が大企業の社長とか医師や弁護士だから助けるわけではありませんよね。助けて褒められたいからでもありません。僕たち人間は「人はみんな生きているだけで価値がある」と知っているから、無条件で助けようとするんです。

どんな役割にも必ず終わりは来ます。でも、たとえ何かの役割を失ったとしても、あなたの価値は1ミリだって変わらないんです。あなたは世界でただ一人のかけがえのない存在なんです。

だから時が来たら、勇気を持って役割を手放してみてください。最初はちょっと寂しいかもしれないけど、時間が経てばきっとスッキリする時が来ると思いますよ。

Point

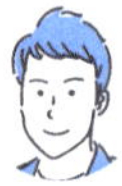

たとえ役割がなくなっても、あなたはかけがえのない価値がある人

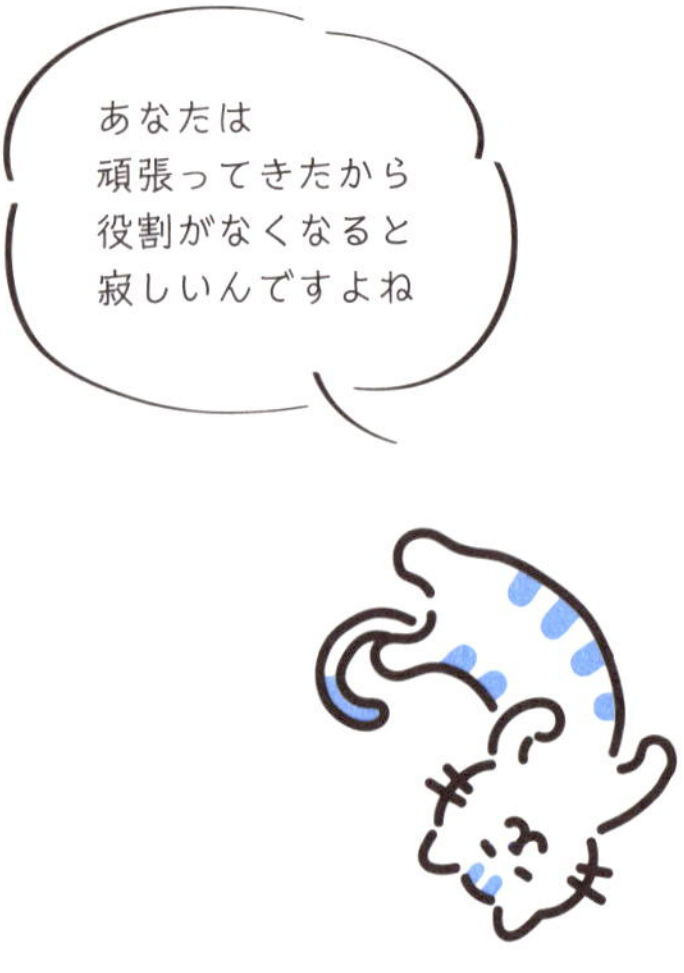
あなたは
頑張ってきたから
役割がなくなると
寂しいんですよね

「信じていたのに、裏切られた」と思ったら

僕たち人間は少なからず身近な人に「こういう人であってほしい」という期待をしています。「優しい夫であってほしい」とか「頼りがいのある上司でいてほしい」とかですね。これはある意味、相手の長所を見て「自分にとっていつでもポジティブな存在でいてほしい」という執着ともいえます。

それ自体は自然なことですが、この執着があまりにも強いと「信じていたのに、裏切られた……」という落胆した気持ちになりやすいんです。分かりやすく説明するために、ここでとある映画のイベントでの女優・芦田愛菜さんのコメントをご紹介します。

「その人のことを信じようと思います」っていう言葉ってけっこう使うと思うんですけど、「それがどういう意味なんだろう」って考えた時に、その人自身を信じているのではなくて、「自分が理想とする、その人の人物像みたいなものに期待してしまっていることなのかな」と感じて。

だからこそ人は「裏切られた」とか、「期待していたのに」とか言うけれど、別にそれは、「その人が裏切った」とかいうわけではなくて、「その人の見えなかった部分が見えただけ」であって、その見えなかった部分が見えた時に「それもその人なんだ」と受け止められる、「揺るがない自分がいる」というのが「信じられることなのかな」って思ったんですけど。

でも、その揺るがない自分の軸を持つのはすごく難しいじゃないですか。だからこそ人は「信じる」って口に出して、不安な自分がいるからこそ、成功した自分だったりとか、理想の人物像だったりにすがりたいんじゃないかと思いました。

このコメントをした当時の芦田愛菜さんはなんと16歳！　それに比べて16歳の頃の僕は、部活ばかりやって「人間関係について深く考える」なんて習慣は皆無でした。もし過去に戻れるなら、毎日をぼんやりと過ごしていた自分に喝を食らわしてやりたいです。

僕たちが他人に「期待外れだった」とか「裏切られた！」と思う時は、その人の良い面だと思っていたところが、実は悪い面でもあるという現実に直面させられた時なんですよね。

たとえば、結婚する前の夫は「なんでも君の好きなものを頼んでいいよ」とか「どこでも君の行きたいところに行くよ」とこちらの意思を尊重してくれる優しい人だと思っていた。でもいざ結婚したら、夫は家や子どもなど、どんなに大事なことも自分では決められずにこちら任せにしてしまう。

これは夫の「他人の意思を尊重してくれる」という側面が、裏を返すと「優柔不断で自分では何も決められない」という事実でもあると気づいたってことです。

また、決断力があってみんなをグイグイ引っ張っていくリーダーシップを持った会社の上司がいたら「頼もしいな！」と思いますよね。でも時には、部下の意見をあまり聞かず自分一人で決めてしまう自己中なところが見えたりもします。

よく「短所のない人間はいない」といいますが、それは「人の人間性における長所は裏を返すと短所にもなる」からです。僕たち人間は、知り合ったばかりの頃はお互いに長所しか見えていないものです。でも、付き合いが長くなるにつれて、だんだんと短所や嫌な部分が見えてきますよね。これはまさに「その人がこちらを裏切ったのではなく、見えなかった部分が見えただけ」ということなんですよ。

だから重要なのは、まず「自分にとってポジティブな面ばかりの人はいない」という現実を見ること。そして、他人を減点方式で評価するのではなくて、自分から見て短所だと思うところも、その人の特徴だと受け入れることなんです。

完璧な人は存在しないけど、みんなそれぞれ長所と短所があり、そこを理解し合って共存することに人間関係のおもしろさがあるんです。

Point

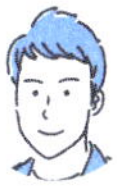

嫌な面が見えたら、その人が裏切ったのではなくて、その人の裏面が見えただけ

「ずっと変わらない関係でいてほしい」という執着

身近な人への「こういう人であってほしい」という期待は、時に「ずっと変わらない関係でいてほしい」という執着になります。そして残念ですが、その執着が強いほどがっかりしてしまうことも多いんです。

たとえば、独身時代は仲が良かった女友だちと、いつも週末には会ってお茶をしたり一緒に買い物に行ったりしていた。「ずっと友だちでいようね！」なんて言っていたけど、友だちが結婚して子どもが生まれたらほとんど会ってくれなくなってしまった。

こんなことがあると、自分のことを大切にしてくれなくなったみたいですごく悲しくなりますよね。僕にも同じような経験があります。ですが、僕もそれなりに長い付き合いになる知り合いが増えて、周りの人たちが変わっていくところを見て気づいたことがありました。

僕たちって毎日同じような生活をしてると、昨日と今日ではほとんど変わってないように感じます。**でも、たとえ小さくても、昨日と今日では確実に1日分の経験値の差があるんですよね。それが10年、15年って積み重なれば、気がついたら大きな変化になっているのはむしろ自然なことなんです。**だって10年あったら、小学1年生だった子どもは高校生になるんですから。

僕たち人間っていろんなことを経験するたびに考え方や価値観が変わっていきます。同じ相手であっても関係性が変われば、行動も変わります。自分の人生の限られた時間を誰とどのように過ごすかも、人生のフェーズによって変わります。

だから、人が変わるのは自然なことなんです。以前とは言ってること、やってることが違うのも当然なんです。子どもの頃に「野球選手になりたい！」と言っていた人が、いざ大人になってサラリーマンをやっていても「言ってることが違うじゃないか！」って言っても仕方ないですよね。

だから大事なのは、過去ではなく今の相手をしっかりと見ること。そして変わったところがあったら、変わったことを楽しめるように、その人との関係性も変えていけばいいんだと思います。

Point

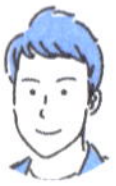

人は常に変わる生き物、諸行無常

嫌な人の言葉が頭から離れない時は

執着というとお金、好きな人、地位や名誉のようなポジティブなものを想像しやすいですが、ネガティブなものへの執着もあります。たとえば、過去に誰かから言われた嫌な言葉にずっととらわれていることです。「もう終わったことなのに……」「早く忘れたいのに……」と思いながら生きていくのは苦しいですよね。

なぜ過去の終わったことにいつまでも執着するのでしょうか？ **それは、自分にとって大切な自分らしい生き方ができなくなってしまったからなんですよね。**

他人からの心ない言葉によって自分らしさを出せなくなった時に、その言葉は何年も何十年もずっと頭に残り続けてしまいます。

子どもの頃、学校に大好きな明るい色の服を着て行ったら、「〇〇ちゃんには明るい色は似合わない！」なんて言われることがあります。相手は何気なく言ったつもりでも、言われた本人はすごく気になるものなんですよね。そして、その呪いの言葉は大人になってもずっと残り続けて、気がつくといつも暗い色の服を買ってしまったりするもの。

また、就職したてで仕事がうまくいかない時、上司から「お前みたいなヤツは仕事できないんだから、人の2倍も3倍も残業して成果を出さなきゃ会社にいる価値がないぞ！」と厳しく言われることもあります。上司としては発破をかけたくて言ったのかもしれません。でも、その言葉がずっとしがらみになると、プライベートでのやりたいことを犠牲にしてでも仕事をしてないと不安になってしまいます。

嫌な言葉に頭を支配されて、自分らしい生き方ができないなんて本当に苦しいもの。思い出すたびに、嫌な言葉に従って生きなければならず、「あんなことを言われなければ……」と思ってしまうこともあります。

でもね、他人が言っていることって、絶対に正しいとは限らないんですよ。相手から言われたことに妙に説得力を感じるかもしれないけど、その言葉はあくまでもその人のモノサシから言ったことにすぎないんです。

それに、他人からアドバイスっぽいことを言われたとしても、相手がそこまで真剣にこちらのことを考えて言ってくれたとも限りません。そんなことを言った相手は、きっと僕らがずっと嫌な思いをしていることなんてこれっぽっちも想像してないです。こんなに僕たちが苦しんでいる間、相手は家でテレビ見ながらお菓子食べたりビール飲んだりしています。なので僕は、そんな人の嫌な言葉について真剣になって考えるだけ損だと思うんです。

だからね、嫌な言葉は一旦無視しちゃいましょう。そして、あなたが本当にやりたいことをやって、今を楽しみましょうよ。明るい色の服が好きなら今から買いに行けばいい。残業なんてせずに定時になったらさっさと帰って、好きなことを思う存分やればいい。

そして、また心の中に嫌なことを言ってきた人が出てきたら、こう言ってあげてください。

「あなたの言葉どおりに生きなくても、私は自分らしい生き方で幸せになれてますよ」って。

誰のどんな言葉だろうと、あなたが苦しいなら手放していいんです。たった一度の人生なんだから、自分が心地いい生き方をしたらいいんですよ。

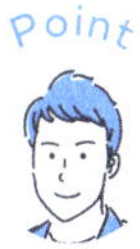

自分らしい生き方で幸せになれたと証明する、これが嫌な言葉への執着を手放す方法

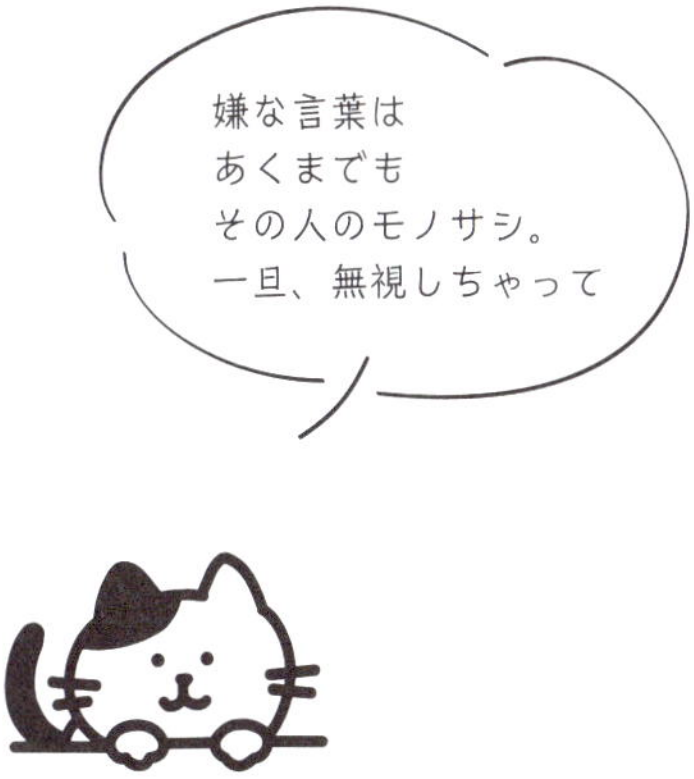
嫌な言葉は
あくまでも
その人のモノサシ。
一旦、無視しちゃって

「言わなくても分かってほしい」との向き合い方

この内容は、これまでSNSでも何度か話しているくらい、僕にとって強く伝えたい重要なことだとご理解ください。

僕たち人間は人付き合いの中で、相手との関係が近しくなってくるほど「言わなくても分かってほしい」という期待をし始めます。「はっきり言わないけど分かってね」とか「いちいち言わないけど察して私の思うとおりに動いてほしい」という期待ですね。家族、付き合いが長い親友、会社で仲が良い同僚なんかでよく見られます。

なんでそうなるのかっていうと、「自分のことを全て理解して、大切にしてほしい」っていう気持ちがあるからなんですよね。「本当に私のことを大切に思ってるんだったら、私の考えていることは言わなくても分かるはず！」「付き合いが長いんだから、言わなくても察してよね」。そんなふうに思うことって珍しくないです。

ただ、こういう思いってうまく通じないこともありますよね。「なんでこんなにアピールしているのに伝わらないの!?」って思ったり、「いちいち言わないと分からないの!?」っていう不満を感じたり。

そういうすれ違いが起きると、だんだん「もっとあの人は私のことをちゃんと見て大切にするべきだ！」っていう執着が出てしまいます。でも一向に相手は変わる気配がないし、むしろ「何考えてるの？　はっきり言ってくれなきゃ分からないよ！」なんて言われて、ますますイライラしてしまいますよね。

もちろん、相手に理解してほしいという気持ちは決して悪いものじゃありません。**ただ覚えておいてほしいのは、相手の気持ちを想像する力って、人によってすごくバラつきがあるものだってことなんですよ。**

「なんで分かってくれないの？」ってイライラする人は、きっと普段からなんとなく相手の気持ちを察することができるんですよね。でもこれって得意／不得意が分かれることだから、苦手な人にとっては求められてもすごく難しいんです。

だからね、たとえ家族みたいなすごく近しい間柄であっても、言葉にしないと真意は伝わらないんですよ。

言わなくても読み取ってもらいたい人にとっては、すんなり受け入れがたい話かもしれませんね。事実、ＳＮＳで以前この話をした時に「こちらの気持ちが読めるかどうかよりも、読もうと努力することが愛情なの！」という意見をもらったことがあります。

たしかに相手のことを注意深く観察していれば、少しは分かるようになるかもしれません。でも、それだって限界があります。もともと運動が苦手な人でも、毎日サッカーの練習をすれば多少はうまくなるかもしれませんが、プロサッカー選手にはなれないようなものです。

だからこそ「言わなくても分かってほしい」という強い執着があるなら、それはできるだけ早く手放したほうがいいです。

「心理カウンセラーって他人の顔を見れば、何を考えているのかが読み取れるんでしょ？」なんて思われていることがよくあります。でも、心理カウンセラーだって超能力者ではないので、実際のところ言葉にしてくれなければ、相手の考えていることなんて1ミリも分かりません。

なので、僕はカウンセリングでは相談者が言わないことを読み取ろうとするんじゃなくて、とにかく相談者の言葉にひたすら耳を傾けます。分からないことがあれば「それってどういうことか、もう少し詳しく教えてください」って質問します。

だから「言葉にして初めて自分の真意が伝わる」という現実を受け入れる。これができるようになると、すっごく人間関係が楽になります。

言わないと伝わらないんだから、「〇〇をしてほしい」という気持ちはきちんと言葉にして伝える。すると言われた相手も、できることはきっとやってくれます。

その一方で、相手の立場からするとムリでできないことがあるという相手の事情も分かってきます。だから「ムリなものはもう要求しても仕方ない、別の手を考えよう」という肯定的な諦めもできるようになります。

これはつまり、こちら側の「相手に〇〇をしてほしいという思い」と、「相手が実際にできること」のズレがなくなってくるということ。言葉にしないでいるよりも、こうやって言葉にしたほうがよっぽど自分と相手の関係性は良くなっていくものなんですね。

Point

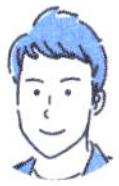

大切な人だからこそ、自分の思いは言葉にして伝えよう

STEP ❸

潔さを持とう！

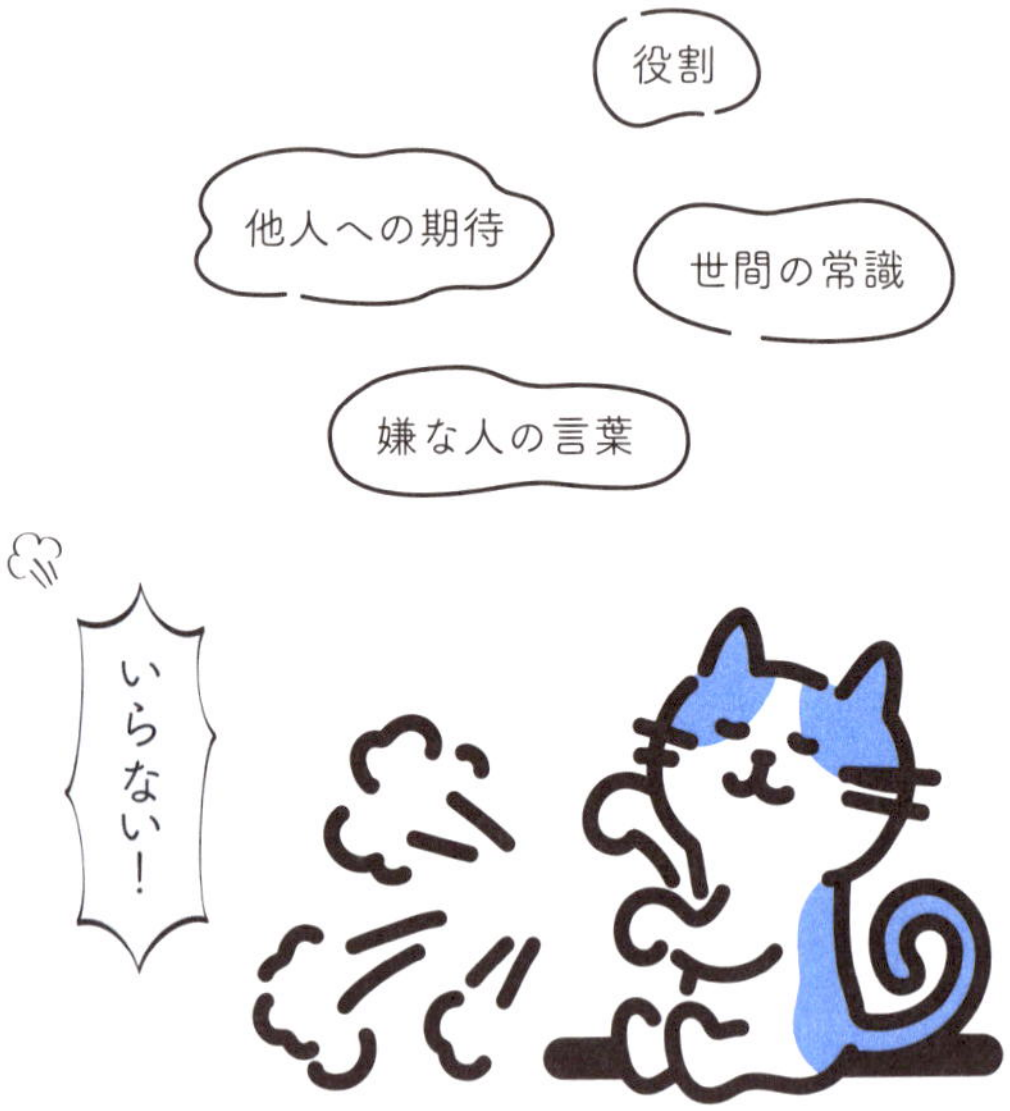
役割
他人への期待
世間の常識
嫌な人の言葉
いらない！

人は常に変わるもの。

執着は手放してしまおう！

第4章

他人の目を恐れない、したたかさ

他人の目を恐れない、したたかさとは？

「他人の目を恐れない、したたかさ」とは、「周りからの評価よりも、自分の意志を優先して行動できる芯の強さと賢さ」です。

したたかは漢字で「強か」と書きます。世間的にはしたたかな人というと、「計算高い」や「ずる賢い」といったネガティブなイメージを持たれがちです。私利私欲のために、他人を騙して不利益を与えようとする感じもありますね。

あるいは、最近よく聞く「あざとい女子」のようなイメージかもしれません。若くて綺麗な女性が計算高く可愛らしさを前面に出すような言動をして、周りの男性陣から「可愛い！」とか「守ってあげたい！」という好印象を持たれようとする感じですよね。

このように、あざとくなれば得することが多いです！

だから、周りから守ってもらうために可愛い子ぶっていきましょう！

……と言いたいのではありませんので、ご安心ください。

僕がこの章でお伝えしたいのは「自分らしさを発揮するために、スマートに立ち振る舞っていこうよ」ってことです。 というのも、本来の素敵な自分を発揮できない原因の一つは、他人の目を気にすることだからです。

他人の目を気にしてしまう人は、自分の貴重な人生の時間やエネルギーを他人にばかり使ってしまいやすいです。他人から頼み事をされて本当は嫌なのに断れなかったり、自分だけが損するような役割を引き受けてしまったりすること、きっとあなたにも今まであったんじゃないでしょうか。

僕たち人間は社会的な生き物です。だから、周りの役に立って、グループの仲間として認められたいと思うのは自然なことです。人は本能として一人ぼっちになるのが怖いので、なるべくみんなと良好な関係を持ちたいと思うものなんですね。

一方で、その傾向が強すぎると「他人の期待に応えられない自分には価値がない」という考えになってしまうんです。だから「常にみんなから悪い評価をされないこと」が行動の軸になっていく。すると、ずっと他人の目を気にして、言いたいことが言えないし、やりたいことができなくなる。そうなると、すごく生きづらくてしんどいですよね。

なので、自分らしくスマートに生きるために、これをぜひ覚えておいてください。

人の価値っていうのは、他人からの評価で決まるものじゃないんですよ。周りの人のために役に立とうとするのはとても尊いこと。でも、それであなたがつらい思いをしてしまうなら、もうちょっと自分の素直な気持ちに正直になってあげてほしいんです。**だってあなたは他人の期待に応えなくたって十分価値のある人なんですから。**

もちろん他人の期待に応えなければ、あなたに対してがっかりする人が現れるでしょう。今まで一緒にいた人が離れていくこともあるかもしれませんね。

でも、あなたが自分を大切にしたことで誰かが離れていくのであれば、それまでの関係だったということです。**本来のあなたの素直な気持ちを認めてくれない人なら、ムリに関係を繋ぎ止める必要もないんですよ。**

「他人の目を恐れない、したたかさ」が身につくと、ある意味割り切った人間関係の作り方ができるようになります。

「私はこれからもっと私らしく生きると決めた！　それによって誰かに嫌われるのなら、それでも構わない！」

そういう考え方ができるようになると、誰かから都合よく利用されたり、搾取されたりすることもなくなります。自分の気持ちを満たすために時間とエネルギーが使える「丁寧な暮らし」ができるようになります。他人の目という余計なしがらみがなくなれば、本当の素敵なあなたが戻ってくると思いますよ。

他人をがっかりさせることに慣れよう

このタイトルを見て「他人をがっかりさせるなんて、そんなのダメでしょ！」「あなた本当に心理カウンセラーなの!?」なんて思ったかもしれませんね。安心してください、そう思うのが普通です。でも、その考えが時にあなたらしさを抑え込んでしまうことがあるんです。

いきなりですが、ここは「他人の目を恐れない、したたかさ」の核になるところです。できるだけ分かりやすく順を追って説明するので、できればじっくりと繰り返し読んでもらえると嬉しいです。

「他人の目を恐れず自分らしい生き方ができるようになるためには、いったいどうすればいいの？」

この答えはもちろん一つではないのですが、僕が最も大事だと思うのは、**「自己肯定感を上げること」**です。自己肯定感はここ最近ＳＮＳや書籍でもたくさん取り上げられるようになりました。でも、自己肯定感を上げるためには何をすればいいのかっていまいち分からないですよね。

なんでこれだけ流行っているのに、よく分からないのか？　それは自己肯定感がとても曖昧な定義で使われているからです。よくよく考えてみると、自己肯定感って自信とか自尊心と何が違うのか、はっきりとは答えにくいですよね。

僕は以前、自己肯定感について調べるために山のような数の文献、動画、ＳＮＳの投稿を見たことがあるんです。そうしたら、人によって自己肯定感の定義が違ったままコンテンツを作っていることが分かりました。
「自己肯定感とはなんぞや?」が曖昧だから、必然的に「自己肯定感を上げる方法」も人によって言うことが違っています。でも、このままでは話ができませんね。
なので、この本では自己肯定感を**「自分の良いところも悪いところも含めて、ありのままの自分を肯定する感覚」**と決めちゃいましょう。僕のカウンセリングの経験上、この定義で考えると分かりやすいし、自己肯定感をムリなく上げられるようになります。

そして、自己肯定感を高めるには「自分を条件付きで評価しないこと」が重要なんです。

ここで、生まれたばかりの赤ちゃんを想像してみてください。赤ちゃんって何もできませんよね。でも親からは基本的に無条件で愛されます。テストで100点を取れるから愛されるわけでもなければ、お母さんのお手伝いをするから愛されるわけでもありません。
赤ちゃんは生産的なことが何一つできなくても、存在レベルで無条件に愛される。この感覚を自分に対して向けることが自己肯定感なわけです。

本来、僕たち人間はみんな生まれたその瞬間から価値ある存在なんです。他人から価値がある／ないと判断されるようなものではない。だから、お金持ちでなくてもいい。美人でなくてもいい。仕事ができなくてもいい。良いところも悪いところもひっくるめて、自分を肯定していいんです。

ところが、僕たちは忙しい毎日を過ごしていると、ついそのことを忘れてしまいます。特に、今の時代はＳＮＳでキラキラした人の投稿が溢れるように出てきますよね。そのキラキラした人と自分を比べて、「仕事ができないから、自分はダメだ」とか、「大した収入がないから、自分は社会人として価値が低い」とか、「パートナーがいないから、自分には魅力がない」と自分に否定的な評価をしてしまう。

そういう「〇〇だから」という条件つきで自分を評価してしまいがちです。すると、自己肯定感も下がってしまいやすいんです。

「自己肯定感の低さをカバーするために、他人の期待に応えようとする」

自分で自分を肯定できず自信が持てないなんてすごくつらいこと。だから僕たちは自分を肯定できるように頑張ろうとします。その時によくあるのが、他人の期待に応えようとすることです。

たとえば、会社で仕事をしていて自分なりには頑張っているけど、いまいち業績がパッとしない人がいるとします。この時、「仕事ができないから、自分には価値がない」と条件つきで自分を評価していると、自己肯定感は下がってしまいます。

こうなると周りの目が気になってすごく不安ですよね。だから「どうにかして会社に貢献しなきゃ！」と思って、周りのみんながやりたくないこと（たとえば、ゴミ捨てや給湯室の掃除など）を一人で引き受けようとします。

こうすると、最初のうちはみんなから「ありがとう！」とか「助かったよ！」と言われたりするので、「みんなの役に立っている感」が持てるようになります。この「みんなの役に立っている感」は「自己有用感」と呼ばれるものです。

だから会社にも貢献できて、みんなの仲間にもなれているような気がして、自信が持てるようになるってわけです。これはつまり、自己肯定感の低さを自己有用感でカバーしているということなんですね。

どうして他人をがっかりさせることに罪悪感を持ってしまうのか？

ところが、条件付きの自己評価はとてもブレやすいという問題点があります。というのも「みんなの役に立っているから、自分を肯定できる」は、裏を返すと「みんなの役に立てなければ、自分を肯定できない」ということでもありますよね。

そして、ここからが厄介なところ。どんなに自分が嫌な役割を引き受けて他人の役に立っていても、他人はだんだんとそれに慣れて感謝の気持ちが薄れてきてしまうものです。そして、あまり良い言い方ではないですが、こちらに舐めた態度を取る人が出てきます。たとえば、こちらへの期待がエスカレートしてきて、給湯室だけでなく「トイレの掃除もやってよ」って言われるようになったりします。

この時、トイレ掃除まではさすがにやりたくないと思っても、「みんなの役に立てなければ、自分を肯定できない……」という考えがどうしても頭に浮かんでしまいます。だから、周りの期待に応えられないと「周りをがっかりさせちゃうかも……」と怖くなってしまう。

がっかりさせることに罪悪感を覚えるので、トイレ掃除が嫌でも断れず一人でやることになってしまうんです。もしかすると、「私も似たようなことしてたな……」って思った人もいるかもしれませんね。

「他人をがっかりさせたって、自分の価値は変わらない」

でも、自分が他人からどう評価されようと、自分が価値ある人間だという事実は1ミリだって変わりません。決してどんな人も、他人から舐められた態度を取られていいわけじゃない。**だから、他人から期待されたことに全て応えなくても**

いいんです。

あなたは優しい人だから、どうしても「周りの期待に応えないと申し訳ないなぁ……」って罪悪感を覚えてしまうかもしれません。**でも、どうしても嫌なことなら断っていいし、あなたには自分の人生を大切にする権利があるんです。**

なので、これからは他人をがっかりさせることにも慣れていってほしいんです。断る時に「期待に添えなくてごめんね」と一言だけ添えて、気遣いをしておくだけでも十分です。もし良識のある人なら、こちらのことを配慮してすんなりと引いてくれるはずです。

でも一方で、中には「なんでやってくれないの⁉」と不機嫌になる人もいるかもしれません。でも、それはあなたのことを大切にしてくれない、ただ都合のいい相手を探しているだけの人です。だったらなおさら、そういう人にはがっかりしてもらったほうがいいんです。

自分を大切にする行動を取れば取るほど「自分にはそれだけ価値がある」という考えが自分に染み込んでいきます。そうすると「他人の目を恐れない、したたかさ」が強くなって、あなたらしさを十分に発揮できるようになっていくと思いますよ。

Point

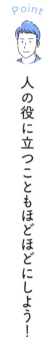

人の役に立つこともほどほどにしよう！

「都合のいい人」になるのをやめる

「他人をがっかりさせることに慣れる」に関連した話をもう一つしておきますね。

「自分を大切にするために、他人の期待に応えなくていい」という話をすると、「言ってることは分かるけど、どうしてもその勇気が出ない」という人がいます。

多分そういう人は「相手の機嫌を損ねてはいけない」という思いが強いんですよね。きっと、いつも相手の気持ちを優先して考えている優しい人なんでしょう。

だから自分のせいで相手の機嫌を損ねてしまうのは悪いことだと思っちゃうんですよね。

だから嫌なことも嫌だと断れなくなってしまう。相手から嫌われたり、場の雰囲気を壊したりすることに抵抗を感じてしまう。でもそうなると、相手の思うままになる「都合のいい人」になってしまうんです。

かく言う僕も、昔は都合のいい人になっていました。「他人をがっかりさせてはいけない、誰かが僕に何かしてほしいことがあるんだったら、それに応えてあげることが優しさ」だと思っていたんです。だから頼まれたことはたとえ嫌でもガマンしてやっていました。

でも内心では、僕は他人をがっかりさせるようなことをして、相手を不機嫌にさせてしまうのが怖かったんですよね。自分が他人の期待に応えなかったことで、怒りをぶつけられるのを避けたかった。だから、自分の素直な気持ちを押し込めて、嫌なことでもガマンしていたんです。

そんなある日、僕は一つの詩に出会ってとても勇気づけられました。
精神科医のフレデリック・パールズが提唱した「ゲシュタルトの祈り」です。

私は私の人生を生き、あなたはあなたの人生を生きる
私はあなたの期待に応えるために生きているのではない
あなたも私の期待に応えるために生きているのではない

私は私、あなたはあなた
もし縁があって、私たちが互いに分かり合えるなら、それは素晴らしいことだ
しかし分かり合えないのであれば、それも仕方のないことだ

僕はこの詩を読んだ時、とても胸を打たれました。「そうだよなぁ。僕は僕のために生きているんだよな。僕には自分を大切にする権利があるんだ。僕を大切に

することで誰かが不満に思うなら、その人とは離れて生きていったほうがいいな」、そう思えたんです。

それから僕は、他人から気に入られるためにガマンをする生き方はやめました。相手が年上であろうと、嫌な頼み事なら断っています。職場の上司であろうと、理不尽だと思う言動には抗議をしてきました。それで離れていった人もいましたが、僕はとても快適に生きられるようになったんです。

このことはぜひ覚えておいてください。**もしあなたがあなたの気持ちや意志を大切にして自分らしく生きようとすると、そのことに不満を持つ人が必ず出てきます。**残念だけど、世の中にいる全ての人が心理的に自立しているわけではありません。だから、僕らが自分らしく生きることに怒ったり、気にくわない思いをしたりする人は必ずいるんです。

本来の自分らしさを取り戻して幸せに生きていくというのは、そういう分かり合えない人との関わりをなくしていくことなんです。すると、一時的には孤立するような感覚に襲われるかもしれません。でも、いつか「そんな自分らしいあなたが好き」と言ってくれる人が必ず現れます。

幸せな人生のためには良好な人間関係が不可欠という話をしましたね。**そして、良好な人間関係には「誰と付き合うか」だけではなく、「誰とは付き合わないか」ということも重要です。**他人の目を気にして、ムリに周りから気に入られる必要はないんですよ。

Point

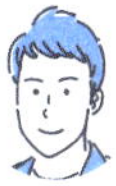

あなたはもう都合のいい人にならず、自分のために生きていい

優しくして「舐められる人」と「慕われる人」のたった一つの違い

「慕われる人」というのは、いつも周りに優しくしていて、困っている人がいれば助け役を買って出たりもする。そうしてみんなから「あの人っていい人だよね！」ってイメージになって、いつもその人の周りには他の人が集まっている。もしその人が困っていれば、周りのみんなが助けてくれる、そんな人です。

一方で、「舐められる人」は、慕われる人と同じように他人のことを助けている。なのに、なぜかいい人とは言われないし、周りから「あいつには多少ムリなことを頼んでもいいや」と思われて、大事に扱われないところがあります。

舐められる人は周りに人が集まるどころか、グループの中で孤立しているような時もあります。もし困っていても、周りから助けてもらえない。こんな扱われ方をされたら「なんで自分だけ……？」ってモヤモヤしますよね。

では「舐められる人」と「慕われる人」はいったい何が違うのでしょうか？ **それは「ちょうどいい範囲で優しくしているかどうか」なんですね。**

まずそもそもとして、優しくするとどうして慕われるのでしょうか？ これは「返報性の原理」が関係しているんです。相手から親切にしてもらった時には「こちらも何かお返ししなきゃ！」と思う心理が働くことです。

たとえば、知り合いが旅行に行って、自分にお土産を買ってきてくれると「今度私が旅行する時には、あの人にお土産を買ってこよう」と思いますよね。これは返報性の原理が働いて、「親切にしてくれた人には親切を返そう」と思っている状態なわけです。

優しい人っていろんな人に優しくします。だから、そのぶんたくさんの人からポジティブなイメージを持たれます。そして、たくさんの人に返報性の原理が働くから、自分もたくさん親切にしてもらえて慕われるというわけです。

その一方で、舐められる人は優しくしてもお返しをされることが少ないです。ということは、何かが返報性の原理を邪魔しているってことですよね。**その原因が「ちょうどいい範囲で優しくしていない」ということなんです。**

たとえば、会社で同僚から「悪いんだけど、この仕事を手伝ってよ!」と頼まれたりすることってありますよね。ですが、実は自分の抱えている仕事も忙しくて、本当は余裕がない。でも、断れないので引き受けてしまうことになります。自分を犠牲にして、自分の仕事は残業や、持ち帰り仕事で終わらせたりするんですね。

そして、ここからが大事なポイントです。こういうことを何度も続けていると、周りの人は「しめしめ、この人は多少ムリを言っても引き受けてくれるんだな！」と考えるようになります。

残念ですが、そう思われると自分を大切に扱ってもらえなくなります。都合よく仕事を押しつけられるのに、残業していても誰も助けてくれないという損な役割を続けることになってしまうんですね。

では舐められないようにするにはどうしたらいいのでしょうか？

それは「自分を犠牲にしてまで、他人に優しくしない」というマインドを持つことなんです。

- **優しさは寄付と同じ。自分のできる時にできるだけの量でいい**
- **他人に優しくするのは、まず自分の気持ちに余裕を持ってから**

同僚から仕事を頼まれたとしても、もし自分が忙しいなら「ごめん、今は手が離せないから、この仕事が片付いたら手伝うね！」と伝えていいんです。こうやって伝えると、相手は「この人はなんでもありじゃないんだな」と考えるようになるんです。

すると、相手は仕事を手伝ってもらいたい時に、「この人って今は忙しいのかな？」とこちらの都合を考慮してくれるようになるんです。相手はこちらの状況を考慮すると、「この人に時間を割いて手伝ってもらうのは価値のあることなんだ」って感じるようになります。

だから、手伝ってあげれば「忙しいのに貴重な時間を使ってくれたんだ！」と感謝される。こちらのイメージも上がり、返報性の原理が働いて、こちらが困っている時には助けてもらえるようになります。これが舐められなくなるということなんですね。

もしかすると「なんだか見返りを求めて優しくしてる気がする」「打算的な感じで気が引けるなぁ……」って思うかもしれません。僕もかつてはそう思っていました。「自分を犠牲にする優しさこそ、本当の優しさ」みたいなイメージがありますよね。

誤解がないように言っておくと、「見返りをくれる人にだけ優しくしよう」ってことではありません。**僕が言いたいのは「優しくするのは、まず自分からでいい」ってことです。**

自己犠牲を伴う優しさには限界があります。もし、あなたが砂漠にいてカラカラに喉が渇いているのに、他人に水をあげていたら、あなたはダウンしてしまいます。だからお互いを大事にするためにも、まずは自分の喉を潤すのを優先する。その後で、困っている人をオアシスに連れていけばいいんです。

心理学には「自分で自分を扱うように、他人も自分を扱う」という原則があります。自分で自分のことを尊重できれば、他人からも尊重してもらえます。なので、あなた自身が「自分には大切にされる価値があるんだ」と思うことがとても大切なんです。

Point

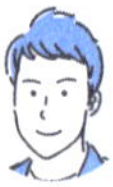

自分で自分を大切にすれば、
他人も自分を大切に扱ってくれる

「すみません」を「ありがとう」に代える

先ほど説明したように、他人の目というしがらみを取り除いて自分らしく生きるには、周りから舐められないような考え方や行動をすることがとても重要です。舐められない人って他人に媚びたりせず、一人でも図太く生きていける強さと賢さを持っているもの。まさに「したたかさ」という言葉にふさわしいですよね。

ここでもう一つ、**舐められないためにやめたほうがいいことをご紹介します。それはむやみやたらと「すみません」と謝ることです。**

僕の昔の同僚に、いつも「すみません！　すみません！」と周りにペコペコ謝っている人がいました。その人は「どんな時もこちらがへりくだっておけば、相手に不快な思いはさせない」と思っていたんですね。

だから、周りの人に仕事を手伝ってもらっても「すみません！」、誰かに相談に乗ってもらった時も「すみません！」、先輩に仕事を教えてもらった時も「すみません！」。同僚には明らかな非があるわけでもないのに、ペコペコ謝ってばかりでした。

たしかに、上から目線な態度は周りから嫌われやすいです。だから、なんとなく下手に出ていると周りとうまくやれそうな気もするんですが、実際はそうではありませんでした。この人はいつも先輩から嫌な仕事を押しつけられたり、ペコペコ謝っているところを他の同僚から陰で笑われたりしていたんです。

僕はこの人を見ていて、「すみません！」と下手に出ていることが、逆にこの人の評価を下げていてもったいないと思っていました。なぜ評価が下がるのかというと、「自分は大切に扱われる価値のない人間なのに、親切にしていただき、すみません」というメッセージを、相手に与えてしまっていたからです。

ここで、謝られる立場になって考えてみてください。もしあなたが事あるごとに、自分に「すみません！　すみません！」とペコペコ謝ってくる人がいたら、あなたはその人を尊敬することができますか？

もちろん、相手をあからさまにバカにすることはないと思いますが、どうしても心のどこかではその人を見下してしまいますよね。

もちろん、明らかに自分に非がある場面では「すみません」と丁寧に謝罪すべきだと思います。**ですが、自分に非がないなら、安易に「すみません」は使わないことをおすすめします。**軽々しく「すみません」を使うと、周りから舐められて、自分の価値を下げてしまうことになりかねないからです。

では「すみません」と言うのではなく、どうすればいいのか？ **それはすごく簡単で「ありがとう」と感謝を伝えることです。「すみません」が癖になっている人は、それを「ありがとう」に代えられないか考えてみてください。** **すると、実はほとんど「ありがとう」に言い換えられるんですよね。**

たとえば、誰かが自分の仕事を手伝ってくれたってことは、その人がわざわざ忙しい時間を使って自分を助けようとしてくれたわけですよね。なのに、手伝った側からすると「すみません」と謝られると、どうしても心のどこかで「忙しい中で手伝ってやった」という、相手を下に見てしまう解釈になりがちです。

ですが、「ありがとう」と感謝を伝えられると「この人を助けられてよかった！」とか「良い気分だな！ 助ける価値があった！」と思ってくれます。

僕たち人間は他人に助けられた時だけではなく、他人を助けた時にも、オキシトシンという幸せホルモンが出ると言われています。どうせ相手に何かを言うのであれば、あなたのことを助けてよかったと幸せになってもらえるほうがいいですよね。

この本を読んでいる優しいあなたは、決して大切に扱われる価値のない人間なんかじゃありません。わざわざ自分の価値を下げるようなことはやめて、助けてもらったら「ありがとう！」と伝えましょう。

Point

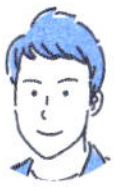

親切にしてもらったら「すみません」ではなく「ありがとう」と伝えよう

他人にへりくだるのをやめる

周りの目が気になると、さっき話した元同僚のように他人にへりくだった態度を取ってしまうことがあります。周りから褒められても素直に受け取れずに「いやいや、私なんて……」と否定したりします。それどころか「私なんて頭が悪いから……」とか「私なんてダメダメなんです」と、自己肯定感を下げるような発言をしてしまうこともあります。

周りの人たちとうまくやっていきたいと思うからこそ、自分が悪いイメージを持たれないかって不安なんですよね。だからなるべく謙遜しておこうと気を遣っているんでしょう。謙虚な姿勢自体は決して悪いことじゃありません。

ただね、いつもへりくだった態度を取っていると、せっかくのあなたの素敵なところが周りから理解されなくなってしまうんです。それだけじゃなくて、周りから舐められた態度を取られる原因にもなってしまう。それってすごくもったいないと思うんです。

とはいえ、「ふんぞり返って偉そうにしておけ」って言いたいわけじゃありません。

じゃあどうすればいいかというと、「謙虚になる」と「へりくだる」の違いを知っておいてほしいんです。

「謙虚になる」っていうのは「控えめで素直になる」っていう意味です。自分を肯定的にとらえていて、「これからも成長していきたい」っていう前向きな姿勢になることなんですね。

たとえば、「あなたは仕事が早いよね」と褒められた時に、謙虚な人は「ありがとうございます！　いつも周りの人たちに助けてもらっているので、もっと効率よくできるように頑張っていきます」って言います。

一方、「へりくだる」は「自分を低く評価して、他人より劣っている人間として扱うこと」です。「あなたは仕事が早いよね」と褒められても、「いやー私なんて全然仕事早くないんです」「ミスも多いし、ほんと仕事できないんです〜」って言ったりします。

謙虚な人とへりくだっている人、どちらのほうが舐められるかは言うまでもないですよね。**謙虚な人は何歳になっても自分を過大評価せずに、前向きな成長意欲のある人だと思われます。だから、周りから尊敬されるし、大切に扱われるんです。**

一方で、へりくだっている人は、ある意味自分で自分のことを舐めてしまっています。そして、「自分で自分を扱うように、他人も自分を扱う」という原則があるって話をしましたよね。人って自分自身を舐めている人のことを見たら、無意識に「この人って舐めた扱いでいいんだな」と思ってしまいやすい性質があります。「私ってバカだから」って言っていると、本当に周りからバカな人扱いされやすいですよね。なので、どうしても周りから丁寧に扱われなくなるものなんです。

なので、自分が謙虚になっているのか、それともへりくだっているのか、少し自分のことを振り返ってみてください。そして、へりくだった態度は取らないでほしいんです。

もし、あなたがうまくいっていることがあるなら、それには自信を持っていいんですよ。もし周りから褒められたら、素直に受け取って「ありがとうございます！」って言えばいいんです。それに「周りの皆さんのサポートのおかげです」とつけ足せば、周りはあなたのことを「この人はちゃんと周りへの感謝も忘れていないんだな」と好感を持ったり、一目置いてくれたりします。

あなたはわざわざ自分のことを劣った人間だなんて言う必要はありません。自分で自分を大切にしていいし、周りからも大切にされるくらい素敵な優しい人なんですから。

Point

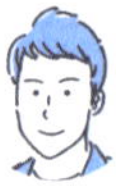

へりくだるよりも謙虚になって、
うまくいっていることはポジティブに評価しよう

開き直って不安をなくす

開き直るとは、「諦めてふてぶてしい態度を取る」「急に態度が大きくなる」といった意味もありますが、ここでの意味は少し違います。**「覚悟を決めて堂々とした態度を取る」、これが「開き直る」の本質です。**僕たち人間は開き直れると、行動する勇気が湧いてきます。

たとえば、運動不足で太ってお腹が出てきた。だから「ジムで運動して、シュッと痩せたいなぁ」と思っている。でもこの時、開き直れない人は「こんなたるんだ体で周りの人から笑われたらどうしよう……」と不安になります。

周りの人から陰で笑われて、恥ずかしい思いをする自分の姿が頭の中に浮かびます。だからジムに通う勇気が出ず、結局痩せることもできないままです。

一方で、開き直れる人は「別に笑われたっていいや」「どうせジムでしか会わない人たちなんだから！」と覚悟を決めます。だから堂々とジムでトレーニングできます。そして、そのうちスリムな体型に戻って、気がついたら人目を気にすることはなくなる、というわけです。

これは仕事でも同じです。今の会社が自分には合わないから転職したいと思っている。でも、「転職先でもうまくいかなかったらどうしよう……」「もし合わない上司にあたったら……」って思うと、どうしても転職する勇気が出ませんよね。だから「嫌だけど、私にはこの会社しかない」と思ってしまう。会社から離れられないと思うから、クビになるのが怖くなってしまいます。すると、同僚にも当たり障りのない意見しか言えなくて、周りといい関係が作れない。こうして金曜日の夜にはちょっと楽になって、月曜日が憂うつな生活を繰り返してしまう。

これはしんどいですよね。

一方で、開き直れる人は「入ってみなければ、自分に合う会社かどうかなんて分からない！」って考えます。だから勇気を出して、合わない会社から離れられます。

転職先でも「もし合わなければ、また転職すればいいや」って思うから、新しい同僚の目を気にしすぎず堂々と自分の意見が言えるんです。だから周りから「この人って頼もしいな」と思われて、同僚との関係もうまくいきやすくなるものなんですよね。

大事なのは「自分はこう生きる！」と決めたら、誰からどう思われようと自分が信じた道を突き進む覚悟を持つこと。たった一度の人生、他人の目を気にしてあなたらしく生きられなくなるなんて、すごくもったいないです。やりたいことは開き直ってやってみてくださいね。

Point

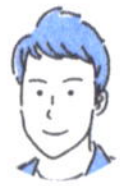

自分らしく幸せに生きるには、覚悟を持って堂々と開き直ろう

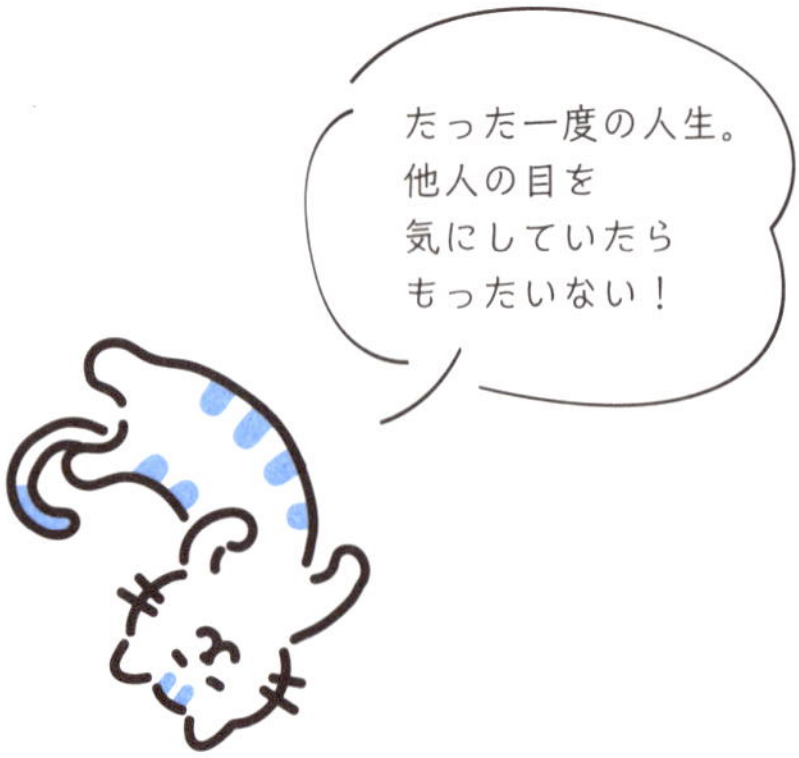
たった一度の人生。
他人の目を
気にしていたら
もったいない！

未熟な人には大人の心理を持って接する

「言わなくても察して」という未熟な心理

世の中には、大人になっても精神的に未熟なままで、子どものように甘えてくる人がいます。

たとえば、僕は以前、きちんと細かく具体的に指示を出してくれない上司と働いていたことがありました。上司の指示が曖昧だと、何を求められているのかが分かりません。だから、自分なりに上司の意図を汲み取ろうとしても「そうじゃない！」と何度も怒鳴られました。

このままだと困るので、上司に指示の詳細を確認しようにも「いちいち言わないと分かんないの!?」とキレられてしまう。そのせいで、僕を含めて周りの同僚はかなりその上司に困っていました。僕自身もストレスでおかしくなりそうになった時期があります。

こういう「いちいち言わせるな」って言葉の背景には、「自分から言わなくても、周りは自分の気持ちを読み取ってくれる」という期待があるんですよね。それに「他人は自分と同じ考えをしているから、自分の期待を満たしてくれる」と誤解している。だから「言わなくても察して先回りしてくれよ!」が基本的なスタンスになっているわけです。

当時の僕は今ほどメンタルが図太くありませんでした。だから、言われてないことでも上司の考えを読み取れないと社会人失格だと思っていました。上司の気持ちを察して期待を満たさないと、上司との関係が悪くなってしまうことが怖かったんです。

ですが、あれからより深く心理学の勉強をして思うのは、他人の気持ちを正確に読み取るなんてムリがあるってことなんですよね。**僕たち人間は超能力者じゃないから、言葉になってないことは分からないのが普通なんです。だから「なんでもかんでも読み取らなくちゃ」とか「先回りしてやってあげよう」と思うこと自体にムリがあるんですよ。**

生まれたばかりの赤ちゃんは言葉が話せないので、親が注意深く観察する必要があります。赤ちゃんが泣き始めたら、何をしてほしいのかを察してミルクをあげたり、おむつを取り替えたりすることで、赤ちゃんの期待に応える。これが親と、言葉が話せない赤ちゃんには望ましい関係です。

一方で、言葉が話せる大人同士の関係は赤ちゃんとは違います。ちゃんと言葉でしてほしいことを伝えるのが、大人としてのあるべき姿ですよね。だから、僕の元上司はある意味で赤ちゃんと同じような「言わなくても察して」という甘えをしていたわけです。

こういう、未熟な心理を持っている人の気持ちを察していろいろ先回りしてやってあげてしまうと、相手はどんどん子ども返りしてしまいます。だって、赤ちゃんが親にやってもらえるように、何も言わなくても自分の思いどおりになる楽な状況ができてしまうわけですからね。

成熟した大人同士の関係を作るには？

では、未熟な大人には、どう接すればいいのでしょう？ **僕のおすすめは「あえ**

て空気を読まない」です。つまり、なんとなく「こうしてほしいんだろうな」と察したとしても、相手が言葉にしない限りは、こちらから動かないことです。

そして「いちいち言わないと分かんないの!?」と言われたら、「私はちゃんと言ってもらわないと、あなたの気持ちを全部理解することはできないよ」「何か私にしてほしいことがあるなら言葉で伝えてね」「もちろん、私にはできないこともあるけど、できる限り努力はするね」と言ってみてください。

こうやって、「私とあなたは違う人間なんだよ、だからあなたの気持ちを全部読み取ることはできないよ」ということを分かってもらうのが大事なんです。

とはいえ、一回言っただけで相手の行動が変わることは稀でしょう。むしろ怒り始めて「なんで私がそんな面倒なことしなきゃいけないの!?」とか言われる可能性もあります。

でもこれでいいんです。**相手が怒ったということは、こちらのメッセージがきちんと伝わったということ。つまり、大人と大人の関係に変わり始めたということです。**だって未熟な人からすれば、今まで赤ちゃんのように言わなくても察してもらえる状況ができていたわけですよね。そんな心地いい状況がなくなってしまうことに不満を感じるのは当然なんです。

大切なのは、相手が怒ったり文句を言ったりしても「あえて空気を読まない」を徹底すること。こちらが察しないことを徹底すれば、相手はそのうち「どんなに頑張っても察してもらえないんだ……」という諦めが出てきます。

すると、そのままでは相手も困るので、今度はなんとか言葉で伝える努力をしてくるはずです。こうやって、大人同士の関係に成熟していくんですね。なので「私にもできること、できないことがあるよ」ときちんと伝えるのは、とても大事なことなんです。

Point

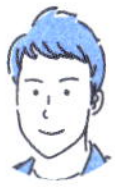

体は大人でも心が子どもな人には、あえて空気を読まないようにする

年齢は単なる数字でしかない

「もう歳だから……」は呪いの言葉です。何か新しいことに挑戦したいと思っても「もう歳だから……」の一言で、熱意が一瞬で吹き飛んでしまいます。

日本はどうも「若さ至上主義」があるような気がします。「チャレンジは若い頃にするもの」「歳を取ったら、もう落ち着かなければいけない」という考えが根強いですよね。だから、ミドル世代以降になってから何かにチャレンジしようとする人は、「いい歳して何やってんだよ(笑)」と冷ややかな目で見られる傾向があります。

これってすごく残念ですよね。せっかく心に火が灯っても「歳を取ったら、もう人生は下り坂になるものだよ」と水をかけられる。だから、新しいことにチャレンジする勇気が湧かない、周りの目が気になってやりたいことができない、となりがちです。

でも、僕は常々思うんです。**何歳になろうと若いかどうかなんて自分で決めればいいんですよ。だって一度きりの人生、年齢を理由にやりたいことをやらなかったらもったいないじゃないですか。**それに、自分のことを自分でどう思っても、誰かに迷惑かけるわけじゃないですよね。

海外では"Age is just a number."（年齢は単なる数字にすぎない）という言葉があります。「年齢にとらわれる必要はない」「年齢を気にせず、好きなように生きよう」って考えている人がたくさんいるんです。だから、ミドル世代以降になっても仕事もプライベートも充実させて、恋愛だって楽しんでいる人が多いんですね。

僕もそれなりの歳になっていますが、最近は「試さなければ分からない！」と考えて行動するようにしています。僕がYouTubeを始めようかと考えていた頃、第一線で活躍しているYouTuberの大半が20代の若い人でした。YouTubeは流行り廃りが激しい業界です。感性の若さや変化に対応できる柔軟性は大きな武器になります。だから、やる前から「今さらYouTubeなんて……」って諦めの気持ちもあったんです。

でも、ここで引いてやりたいことをやらなかったら、僕は後悔すると思いました。だから「試さなければ分からない！」と、思い切ってYouTubeを始めることにしたんです。

もちろん、最初からうまくいったわけじゃありません。動画を出しても再生数は2ケタ、「観る意味がない動画だった」とアンチコメントもいただきました。「やっぱり、自分には始めるのが遅すぎたのかも……」と暗い気持ちになったこともあります。

それでも、僕は年齢を理由に諦めたくありませんでした。そして1年ほど経った時に、やっと再生数が伸び始めるようになりました。今では25万人以上の人にチャンネル登録をしてもらえています。毎日のように「悩んでいた気持ちが楽になりました」「行動する勇気が湧きました」というコメントをもらえています。つらかったけど、諦めなくて本当によかったと思っているんです。

脳科学の研究では、僕たち人間の脳は何歳になっても成長するということが分かっています。それに若い頃はうまくいかなくても、ミドル世代以降になってから人生がどんどん充実してくるようになったという人もたくさんいます。だから、年齢を理由に諦める必要はないんです。

たしかに、歳を取ることで体力が落ちたりしてできなくなることは出てきます。でもだからといって、全てに悲観的になる必要はありません。40代からサッカーの日本代表になる、みたいな特殊なものを除けば、やれることはいくらでもあります。それに、これまでの年月で重ねてきた経験値は、若い人にはない大きな魅力です。

今日が人生で一番若い日です。ぜひ「もう歳だから……」は封印して、やりたいことは存分にやってみてください。僕たちは何歳になっても変わることができるし、人生を楽しむ権利があるんですから。

Point

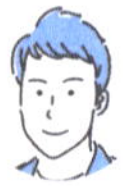

今日が人生で一番若い日なんだから、やりたいことはすぐにやろう！

STEP 4

したたかさも大切！

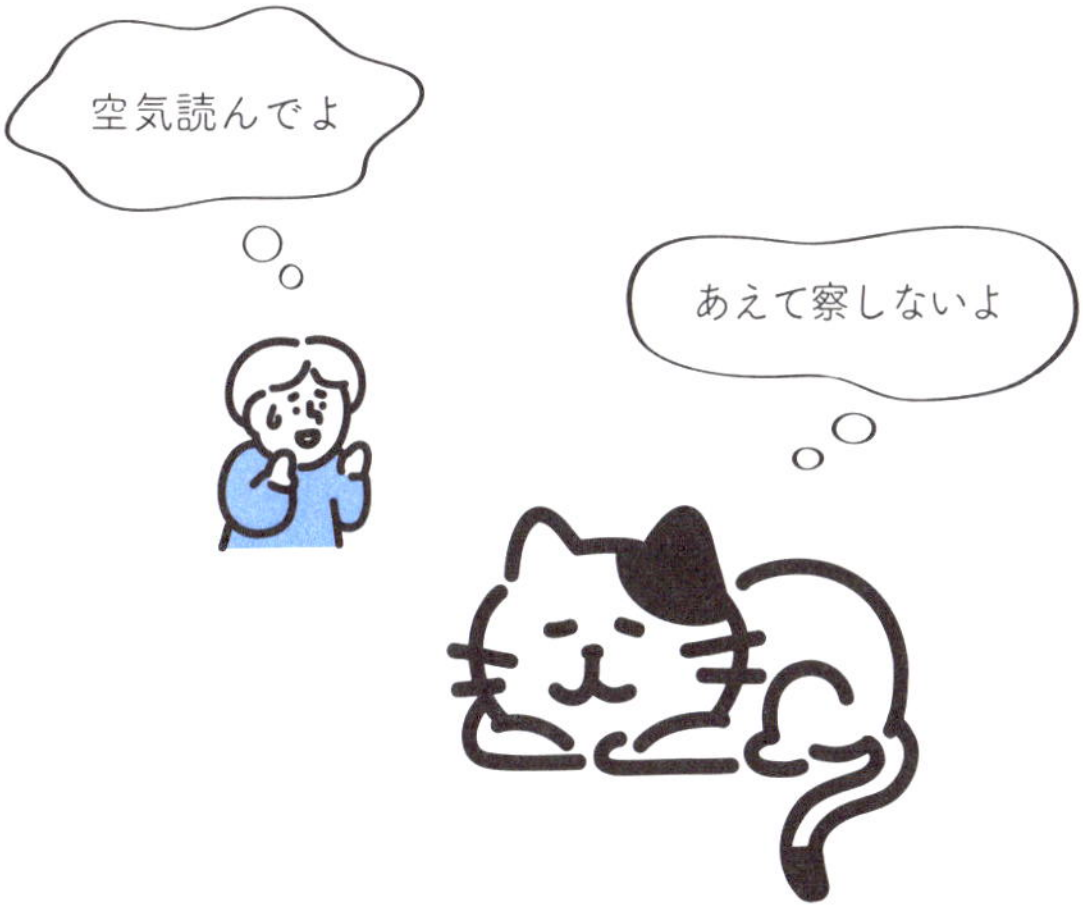

「言わなくても察して」には

あえて空気を読まない！

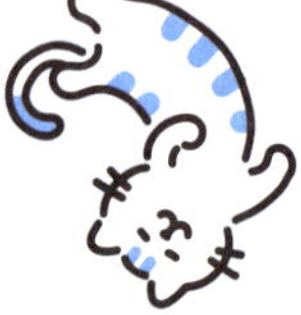

第5章

困難に負けない、たくましさ

困難に負けない、たくましさとは？

さぁ、いよいよこの本もクライマックスに入ります。「困難に負けない、たくましさ」とは、「つらいことや苦しいことがあっても、立ち向かっていける、くじけない強さ」です。

- **自分らしい生き方を邪魔しようとしてくる人から距離を取る**
- **厄介な人がいても大きく感情を揺さぶられないようにする**
- **こちらを傷つけてくる人の言動に勇気を持って立ち向かう**

まさに「メンタルの図太さ」の真髄といえるものです。

ちなみに、お気づきの方もいると思いますが、この本は章が進むにつれてメンタルの図太さの度合いが強い思考と行動を紹介しています。特に、第4章あたりからは「本当にこんなことやっても大丈夫なの？」「これ、絶対に相手を怒らせるんじゃやないの……？」と不安になったかもしれません。

ですが、もしそう感じたとしたら、あなたにはこの本を読んだ価値が十分にあると思います。**なぜかというと、自分らしさを取り戻してこれまでとは違う幸せな人生を歩むためには、これまでとは違う思考と行動を身につける必要があるからです。**

僕自身も以前は「上司の言ったことは絶対」だと思って、どんなに理不尽なことを言われてもガマンして従っていました。ですが、「困難に負けない、たくましさ」を知ってから、「こんなこと言ったら上司から睨まれるんじゃないか……」って不安を感じながらも、上司に自分の意見を伝えられるようになりました。時には上司とぶつかり合うこともありましたが、最終的には僕にとってポジティブな結果になることが多かったですし、仕事において不利になることもありませんでした。なので、今のあなたがこの本を読んで違和感を持ったり、不安を感じたりするとしても、それは自然なことだから安心してください。

この本を読んでいるあなたはこれまで優しく穏やかに振る舞って、周りとは良好な関係を作ろうと努力してきたんだと思います。そのために他人の嫌な言動にもグッとこらえて、何も言わずにガマンしてきたんですよね。

でもね、あなただって言われっぱなしで悔しい思いをしてるんじゃないですか？「なんで私だけこんな目に！」って惨めな思いをしたり、行きどころのない怒りを抱えたりした時もあったと思うんです。

だから、もう他人の嫌な言動をただガマンして耐え続けるのは終わりにしましょう。残念ながら他人の人格はこちらが思うとおりには変わってくれません。一方で、こちらから今までとは違うアクションを起こせば、「この人に下手なことを言うと、まずいことになるな」と相手の中の認識が変わることがあります。すると、だんだんと相手の行動も変わってくるものです。**つまり、こちらと相手との関係性は変えることができるんです。**

あなたはもう「誰かのため」ではなく、「自分のため」に生きていいんです。人の言いなりにならなくていい。他人の期待に応えられないならしっかりと断っていい。理不尽な扱いをされたら抵抗する意志を示していい。

そんな嫌な人に立ち向かっていける「困難に負けない、たくましさ」を身につけていってください。最初は心臓がバクバクするほど不安になるかもしれませんが、慣れていけば難なくできるようになります。実際、僕のＹｏｕＴｕｂｅや

Ｖｏｉｃｙにはメンタルが図太くなった人が山ほどいます。あなたにもきっとできますよ。

心の準備はいいですか？　それでは、いきましょう！

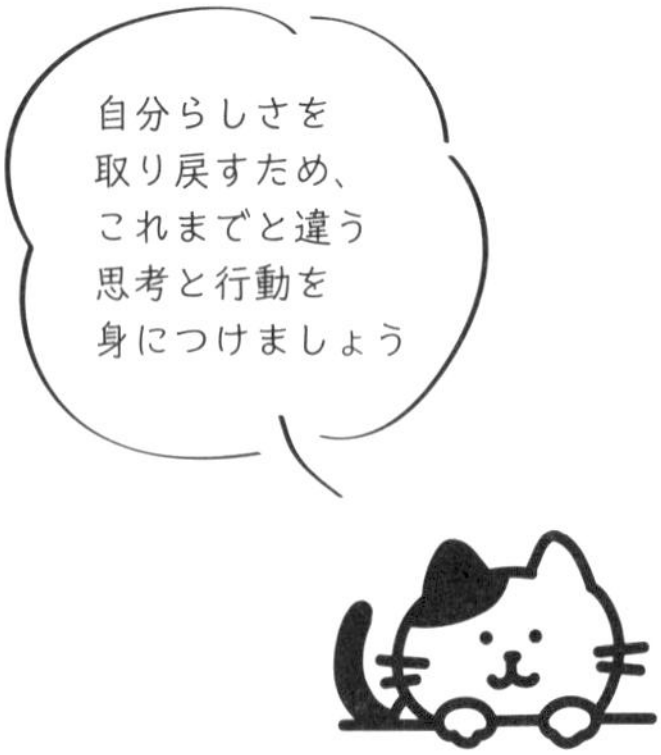
自分らしさを
取り戻すため、
これまでと違う
思考と行動を
身につけましょう

自分と他人の間に心の境界線を引く

「心の境界線」って何なの？

「心の境界線を引く」ってなじみのない言葉かもしれませんね。これは「安心できる、心地いい人間関係を作りやすくするために、他人への期待と欲求を明確に示す行為」です。

ここで分かりやすく心の境界線を家にたとえてみましょう。たとえば、自分の家に勝手に部外者が入ってきたら困りますよね。だから、勝手に部外者が入ってこないように、家には外壁があります。外壁によって「内と外」の境界が明確になります。

心の境界線とは家の外壁のようなものです。**心の境界線が明確に引けていると「これ以上は私の領域（内）だから、勝手に入ってこないでね」と他人に言えるようになるわけです。**逆にいうと、心の境界線が曖昧だと、どこからどこまでが自分の領域なのかが分からなくなってしまう。だから、自分の領域に他人が勝手に入ってきて困ることになります。

たとえば、成人した子どもとその親がいるとします。子どもにとって、どんな人と結婚するかは子どもの領域です。だから、結婚相手は子どもに全て決める権利がありますよね。

「なんだ、そんなの当たり前でしょ」と思ったかもしれません。ところが、世の中には他人との間の心の境界線がとても曖昧な人がいるんです。

信じられないかもしれませんが、親の中には「子どもの結婚のことに親が口を出すのは当然だ！」「私たちが手塩にかけて育てた子どもなんだから！」と考える人が少なくないんです。だから、子どもの婚約者が気に入らないと「あんな人と結婚するのはやめなさい」「もっと堅実な人を選びなさい」などと言ってくることがあるんですね。

つまり、この親は心の境界線が曖昧な人で、子どもの領域に勝手に侵入してしまっているわけです。そして、親だけでなく子どもも心の境界線が曖昧だと、口を出されて嫌だと思う半面、「親は自分のために言ってくれてるんだから……」と葛藤が生まれます。

すると、親の言うことに従わざるを得なくなってしまう。だから不本意ながらも、好きな人との結婚を諦めてしまうんです。これでは自分らしい幸せな人生を送ることはできませんよね。

一方で心の境界線をしっかりと引けていれば、「私の結婚のことに口を出されるのは嫌だからやめて」「結婚相手は私が決めるから、私のことを信じて見守ってほしい」と親に立ち向かうことができます。そして、親の助言よりも自分の意志を尊重できる、まさに自分らしい人生を生きられる、というわけですね。

心の境界線を引くには？

では、心の境界線を引くにはどうしたらいいのでしょうか？ 僕のおすすめは「課題の分離」です。これは大ベストセラー『嫌われる勇気』で有名になったアドラー心理学で扱われているもので、「自分の課題」と「他人の課題」を分けて考えることです。

何かの問題に直面した時に「これって誰の課題か？」を見分けるには、「その選択によってもたらされる責任を、最終的に引き受けるのは誰か？」を考えればいいんですね。

もし自分が最終的な責任を引き受けることなら、それは自分の課題です。逆に、他人が最終的な責任を引き受けることなら、それは自分ではなく他人の課題です。

こうやって「誰の課題なのか？」を明確にして、自分の課題なら自分の意志を優先して判断しながら行動すればいいというわけです。加えて、もう一つ重要なのが、他人が自分の課題に足を踏み入れようとしてきたら、それには抵抗する意志を示すことなんです。

先ほどの結婚の話だと、結婚して幸せになろうと不幸になろうと、その最終的な責任は全て子ども自身が負うものです。万が一、親の言うとおりにして後悔することになっても、親は何も責任を取れませんよね。なので、結婚は子どもの課題であって、たとえ親から口を出されても子どもは自分の意志を優先して決めればいい。親の助言はあくまで参考程度に聞いておけばいいってことですね。

他人といい関係を作るための心の境界線

この心の境界線を引くことはとても大事なので、僕はいろんなところで繰り返しお話ししています。そのたびに感じるのは、日本人は心の境界線を引くという考え方が非常に苦手だということです。

「心の境界線を引くなんて自分勝手なんじゃないの？」

「他人はどうでもいい、自分さえよければいいってこと？」

こう思って「むしろ人間関係が悪くなるんじゃないの……？」と不安になってしまう人がいるんですね。

ですが、逆に僕は心の境界線を引くからこそ、人間関係が良好になると思っています。**僕たち人間は心の境界線を引いて自分の領域を大切にできるようになれば、他人の領域も大切にできるようになるからです。**

もし自分が子どもの立場の時に、親に「結婚のことについて口出しをしないでほしい」と言えれば、自分の領域を守ることができます。すると、今度は自分が親の立場になった時に「子どもの結婚のことは子どもの自主性に任せよう」と、他人（自分の子ども）の領域を大切にした対応ができるようになりますよね。

つまり「私はあなたの家に勝手に入らないよ」「だから、あなたも私の家に勝手に入らないでね」という、お互いの領域を尊重する優しさが持てるというわけです。

僕は、これは決して自分勝手なことではないと思うんです。

日本では相手の領域に踏み入ってお節介をすることが優しさだと思われがちです。でも、自分と他人の間に心の境界線を引いて、お互いの領域を大切にする、こういうクールな関係のほうが実はお互い自分らしい幸せな人生を歩みやすいんですね。

Point

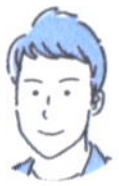

他人の領域に足を踏み入れない代わりに、自分の領域にも勝手に他人を入らせない

同調圧力に屈しない

同調圧力とは「ある集団において同調を強く求め、強制する力」のことです。集団からなんとなく「空気を読んで、みんなと同じようにしなさい」ってプレッシャーをかけられることってありますよね。

同調圧力って、ある意味「自分の領域に集団が足を踏み入れてくる行為」といえます。だから、同調圧力は僕たちの自分らしい生き方を邪魔してくることもあるんですよね。なので、社会の中で自分らしく生きるには、同調圧力という困難に負けないたくましさも必要になってくるんです。

そして、同調圧力に屈しないためには、自分の持っている権利を意識して、しっ

かりと使えるようになることがポイントになります。

たとえば、僕は以前とある職場を辞める時に「残っている有休を全て消化して辞めたい」と、当時の上司に申請を出しました。ところが上司からは「有休を消化して辞めるなんて信じられない！」「今まで他の人はみんなそんなことはやってない！」と非常に強い口調で責められたんです。

上司からすれば、僕に有休を消化されるよりも契約満了日まで働いてもらえるほうが得なわけです。だから「みんなそんなことはやってない」という同調圧力をかけて、僕の有休消化をやめさせようとしてたんですね。

その時の僕はまだ社会人経験が浅かったこともあって「たしかに、この職場にはお世話になった。みんなも消化していないなら、それが空気を読むってことなのかも……」と、自分が間違ったことをしてしまった気になりました。ですが、次の転職先がかなり遠隔地だったので、引っ越しや新天地での生活の準備を考えると、どうしても有休を使う必要がありました。

かなり悩んだのですが、「ここで引いてしまうと、いつまでも他人の言いなりの人生から抜け出せないままになる」と思ったんです。なので後日、僕は上司に「〝今まで〟も〝みんな〟も僕には関係ありません」と言って、有休の申請を出しました。その有休期間のおかげで、余裕を持って引っ越しや新しい仕事への準備ができたので、本当によかったと思っています。

勘のいい人はここまででピンときているでしょう。この上司は自分と他人の心の境界線が曖昧な人だったので、僕に「有休を消化するな」と求めてきたわけです。ですが、僕が有休を消化するかどうかは僕の領域の課題であって、自分で自由に決められる権利です（実際、職場が有給休暇を合理的な理由もなく拒否することは、労働基準法の違反になります）。

だからこそ、心の境界線が曖昧な相手には、こちらがきちんと心の境界線を引いて「これ以上は私の領域だから入ってこないで」と示す必要があるんです。そのために重要なのが、自分が持っている権利を大事にして、必要な時は遠慮なく行使することなんですね。

慣れない人にとっては「そんなことをするのは、周りに申し訳ない……」って気持ちになるし、権利を使おうにも勇気が出ないと思います。僕も上司を突っぱねて有休を申請した時には心臓が口から飛び出そうでした。

ですが、権利の行使を何度もやっていくうちに「自分は自分のために権利を使ってあげられるくらい価値がある人間なんだ」という感覚が芽生えてきます。僕も今となっては慣れたもので、別の職場では最長で2カ月の有休消化をして辞めたこともあります。

経験を積み重ねるうちに、どんどんメンタルが図太くなるから平気になってくるんですね。かつてはノミの心臓だった僕ですら、きちんと自分らしく生きられるようになったわけですから、あなたにもきっとできるようになりますよ。

Point

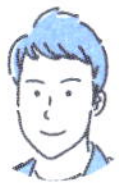

自分の権利を大事にすることは、
自分の人生を大事にすること

「普通は」「常識では」を怖がらない

自分らしい生き方の妨げになるのが、他人からの「普通は」「常識では」という指摘です。こちらがやっていることに「普通は〇〇でしょ！」とか「常識ではこうするよね！」って言い方をされると、「自分は常識外れなことをしちゃってるんじゃないか……」って不安になりますよね。

でもね、そんな言葉は大して重く受け止める必要ないんですよ。だって、「普通」とか「常識」って言葉は、僕たちが思っている以上に個人差があるものだからです。

仕事は「定時になったら早く帰るのが普通」だと思っている人がいれば、「たくさん残業して頑張るのが普通」だと思っている人もいます。

お盆や正月には「親戚一同みんなで集まって過ごすのが常識」だと思う人がいれば、「各々が好きな人と好きな場所で過ごすのが常識」だと思っている人もいます。

「50歳を超えたら、周りからちゃんとした人だと思われるよう、車も時計もバッグもそれなりに高いものをチョイスするのが普通」だと考える人がいれば、「50歳を超えたら、もう世間体を気にして高いものを買うより、本当に自分がやりたいことにお金を使うのが普通」だと考える人もいます。

親が高齢になって、介護が必要になった時に「介護は子どもが自宅でするのが常識」だと思う人がいれば、「介護は専門の人に任せるほうが安心だから、親を施設に預けて任せるのが常識」だと思う人もいます。

お分かりいただけたと思いますが、世の中の大半のことには、絶対的な正解が

ありません。正解がないことなのに「普通は」「常識では」を使って相手を説得しようとするのは、「自分の意見が絶対に正しい！」と他人に押しつける行為だと思うんですよね。大抵は合理的な説明ができないから「普通は」「常識では」という言葉で不安をあおって、相手を都合よくコントロールしようとしているだけです。

ちゃんと良識がある人なら「普通は」「常識では」なんて言わなくても、こちらが納得できるような説明をしてくれるはず。**もし「普通は」「常識では」を頻繁に使う人がいたら、「それはあなたにとっては普通／常識かもしれないけど、私にとっては違いますよ」と言って、早めに距離を取ってください。**

Point

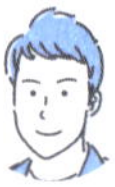

自分の価値観を信じて、「普通は」「常識では」には騙されないようにしよう

「あなたのために言っている」に騙されない

「普通は」「常識では」の他にも、世の中にはこちらを都合よくコントロールしようとするズルい言葉があります。その中でも、信頼できない人がよく使うのは「あなたのために言っている」ですね。

僕は20代の頃、当時の上司から「若い頃は定時で帰るんじゃなくて、ガンガン残業して仕事の経験を積めよ。お前のために言ってるんだよ！」と言われたことがありました。ですが、僕はこの「お前のために言ってるんだよ！」は、真っ赤な嘘だと分かりました。

なんでかというと、その上司は残業代をきちんと払わずサービス残業を強要する人だったからです。「お前のために言ってるんだよ！」という言葉を盾にして、お金をかけずに部下を長時間働かせたいがための言葉だったわけです。そんな部下を搾取するような人が、部下のことを真剣に考えているわけないですよね。

はっきり言わせてもらいますが、「あなたのために言っている」って言う人は、こちらではなく99％自分のために言っています。言う側の立場からすると「あなたのために言っている」を使う時って、何か自分の言うことに相手を従わせたい時なんですよね。

でも実際は自分のために言っているのであって、相手のためになるという合理的な説明ができないんですね。だからこそ、その足りない根拠を埋め合わせるために「あなたのために言っている」と言って、相手をムリやり思いどおりに動かそうとしているわけです。

「あなたのために言っている」って言われた側は、どうしても「自分のことを考えて言ってくれているのかもしれない」と頭によぎってしまうもの。だから、すごく反論しづらいですよね。言う側は、相手がそういう心理になることも分かった上で「あなたのために言っている」と押しつけてくるわけです。とてもズルい言葉だと思いませんか。

ズルい人ほど、素直で優しい人を嗅ぎ分けてきます。そして、「あなたのために言っている」などと言葉巧みに言いながら、素直で優しい人を自分の都合よく利用しようとしてくるものなんです。僕は今までそうやって騙されてしまった人に会うたびに、心臓がキュッとなる苦しいような悔しいような複雑な気持ちになりました。だから、一人でも多くの人が都合よく利用されずに自分らしく生きられるようになってほしいんです。

なので、そんなズルい言葉に騙されないよう、次のことをぜひ覚えておいてください。本当にあなたのことを思ってくれている人は、あなたに何かを言う人ではなく、あなたの話を親身に聞いてくれる人です。

自分の価値観を押しつけることなく、あなたの話にじっくりと耳を傾けてくれる。あなたが本当はどうしたいのか、どんな人生を歩みたいのかを良い／悪いとジャッジすることなく、理解しようとしてくれるものなんですよ。「あなたのために言っている」なんて使わなくても、あなたが腹落ちして納得できるようにアドバイスしてくれます。

だから、もし「あなたのために言っている」と言われたら「なんで私のためになるのか、説明してくれませんか？」と切り返してみてください。本当にあなたのためを思っている人なら、誠実に説明してくれるはずです。

そうではなく、はぐらかしたり、黙ったりして、納得できる説明ができないなら、それは自分の利益のことばかり考えている人かもしれません。「あぁ、この人は私をコントロールしようとしてるんだな」と思って、心のシャッターを閉めて相手の話は聞き流しておきましょう。

Point

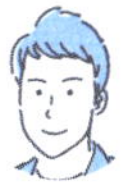

「あなたのために言っている」は、ほぼ確実にあなたのための言葉じゃない

他人との間に勝手な序列を作らない

中高生の頃を思い出してみてください。中高生の時って、容姿が整っている人や、ちょっと反抗的な不良っぽい人がクラスの中心になっていましたよね。そして、クラスの中では勝手に目に見えない序列が作られて、そういう同級生たちはスクールカーストの上にいると認識されていました。

そして、クラスには無意識のうちに「自分よりも上にいる人たちの言うことは聞かなきゃいけない」という認識が広がっている。学校内で、スクールカーストの上にいる人からパシリにされたり、いじめられたりしても文句が言えないのは、こうした序列意識が原因の一つになっていると思います。

その名残なのか、大人になっても職場では上司や先輩を自分よりも上にして、目に見えない序列を作っています。自分よりも上の人だと思うから、上司や先輩からパワハラのような理不尽な扱いを受けても、何も言えずにガマンするしかなくなってしまうんです。

このように「世の中には目に見えない序列がある」と思ったままだと、理不尽な酷い人に立ち向かうのは難しいですよね。「どうせ序列の下位にいる自分が何をしたところで、何一つ変わらない」となんとなく思ってしまって、ずっとつらい状況が続いてしまいます。

一方で、僕は基本的に「人間に序列はない」と考えています。目の前にいる相手が、親だろうと、自分より年上であろうと、上司や先輩であろうと、大金持ちであろうと、医師や弁護士であろうと、総理大臣や大統領であろうと、人として

は対等です。

「いやいや、学校の同級生はまだしも、職場の上司や先輩は明らかに自分より上の人でしょ」と思ったかもしれません。**でもね、そもそも序列なんてものは、僕たちが勝手に作った空想にすぎないんですよ。**

たしかに、会社の中では形式的に職位という序列が作られています。でも、それは役割分担と責任の範囲を明確にして、仕事を円滑にするのが目的なはずです。決して人間としての上下関係を示した序列ではありませんよね。

他人との間の序列意識をなくせば「上下関係はないのだから、相手の顔色を窺う必要はない」と思えるようになります。すると、理不尽な扱いをしてくるような人に立ち向かう勇気が湧いてきます。

上司だろうと先輩だろうと、人としては対等なんです。だから、理不尽な扱いをしてくるなら、嫌だからやめてほしいとはっきり言っていいんですよ。

Point

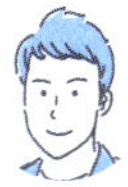

どんな立場の人とも人間としては対等だから、臆する必要はない

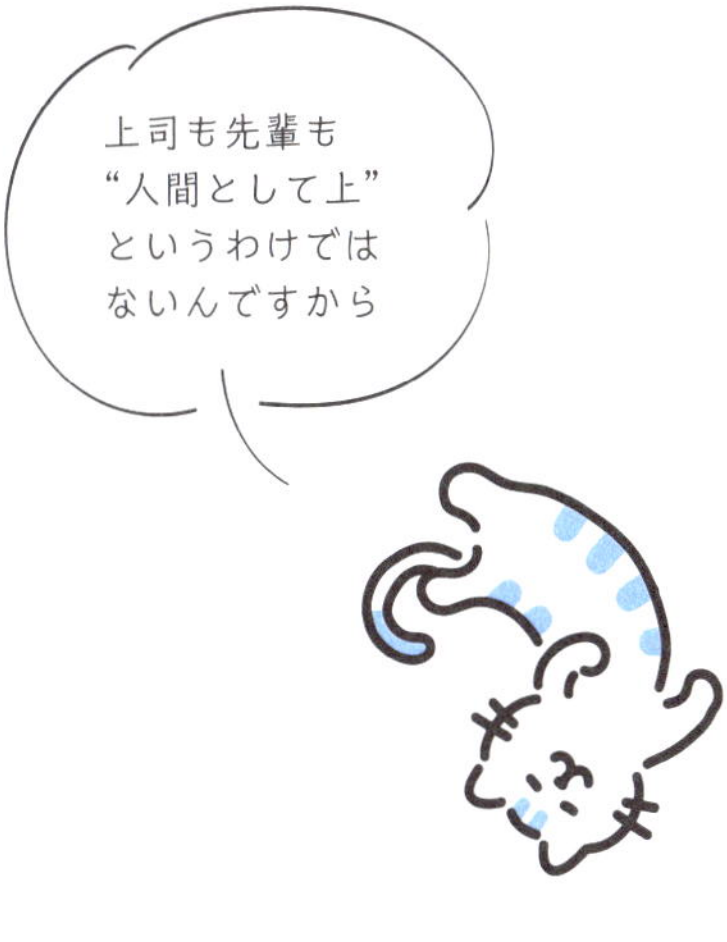
上司も先輩も
“人間として上”
というわけでは
ないんですから

人格否定を真に受けない

「パワハラ」という言葉がすっかり世に広まりましたが、未だに上司の中には部下の尊厳を傷つけるような言い方をしてしまう人がいますよね。たとえば、部下が仕事でミスをしてしまった時に、「お前はいつまで経っても使えないヤツだな！」と理不尽な怒り方をする上司は少なくないです。

部下からすると「たしかに、私は物覚えがいい方ではないから怒られるのも仕方ない……」と「自分のせいで上司を怒らせてしまった」と自責的に考えてしまうことがあります。こう思うと、余計に心のダメージが大きくなってしまいますよね。

でも、ここで一旦立ち止まって考えてみてください。

- **この上司をここまで怒らせたのは、本当に自分に至らないところがあったことだけが原因なのでしょうか？**
- **「仕事ができない」が事実だとしても、上司が高圧的な指導をするのは妥当なのでしょうか？**

僕の答えはNoです。上司は部下に非があったからといって、何を言ってもいいわけではないからです。「お前はいつまで経っても使えないヤツだな！」は、明らかに相手の人格を否定しています。

これはぜひ覚えておいてほしいんですが、どういう理由があろうと、他人の人格を否定するような言い方は許されるものではありません。

部下に至らないところがあるなら、あくまでも行動を修正してもらえばいいのであって、人格を否定する必要はないはずですよね。だから、もし人格否定をされたとしても、あくまで僕たちは行動を修正すればいいだけです。

そして、人格否定をされても、相手は他人の気持ちに配慮した言い方ができないものとして真に受ける必要はありません。「この人は大人げない人なんだ」とか「コミュニケーションが苦手なんだな」と思っておけばいい。

もしあまりにも上司の言い方が酷いようなら、ミスしたことは認めた上で「どのように行動を変えればいいか教えてもらえば、そうできるように努力します。なので、〝使えないヤツ〟という言い方はやめてください」と伝えてみてください。自分の指導が過剰になっていると気づいてくれれば、上司も言い方を変えてくれるはずです。

「ムリムリ！　とても上司にそんなこと言えないよ！」「それを言ったら後でどう

なるか……」と不安になるかもしれませんね。「なるべく角を立てたくない」「私さえガマンすれば丸く収まるんだから……」って思って、今までガマンしてきた人からすると、ハードルが高すぎるように感じるのもムリはありません。

でも心配いりません。この本に書かれたことを一つずつ実践していけば、メンタルが図太くなってすんなり言えるようになるはずです。最初は緊張するかもしれませんが、それでも大丈夫。**緊張しながらでも、伝えたいことを伝えることに価値があるんですよ。**

中には逆上して「本当のことを言って何が悪い!?」などと言い返してくる人もいるでしょう。でも、相手にとって本当のことだとしても、他人のことを傷つけていい理由にはなりませんよね。だから、もし逆上されたらパワハラ案件として、さらに上の上司や人事の担当に相談をすればいいんです。

人格否定は業務上の適正な範囲を超えている可能性があります。自分を大切にしてくれない人の心ない言葉をガマンして聞き続ける必要はないですよ。

Point

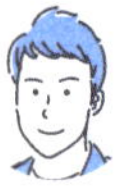

たとえ業務がうまくいかなくても、人格否定をされていい理由にはならない

すぐにキレる人への賢い対処術

身近にすぐにキレる人がいると、すっごく嫌な気分になりますよね。キレてくることそのものも嫌なんですが、キレさせないようにこちらが気を遣わなくちゃいけないのもすごく疲れます。

では、すぐキレる人にはどう対処すればいいのでしょうか。**ここでまず大事なのは「相手をキレさせた＝自分が悪い」という考え方を見直すことです。というのも、こちら側の発言に対して相手が怒り出したとしても、それは相手側の責任によるところも多いからです。**

すぐにキレる人はなぜキレるのか？

キレやすい人にはいくつかの共通した特徴があります。**その一つは、前頭葉の機能の問題です。僕たち人間の脳の前頭葉は、感情のコントロールを司る部位です。**前頭葉が正常に発達していれば、多少不愉快な思いをしてもスルーしたり、冷静に相手と話したりすることができます。

一方で、世の中には前頭葉の感情コントロールがうまく働かない人がいます。すると、他の人なら怒らないことでも、すぐカッとなってしまうんですね。そして、前頭葉の機能は加齢によって衰えるとも言われています。若い頃は穏やかだった人が、いわゆる「キレる老人」になるのも、これが一因なんです。

またもう一つの特徴として、**すぐにキレる人はものの受け取り方に偏りがある**

ことも多いです。たとえば、他人の何気ない言動を「相手から責められた！攻撃された！」と被害的に解釈してしまうことですね。

話し手に悪意は一切なくても、ものの受け取り方に偏りがある人の頭の中では、勝手にネガティブな言葉に変換されてしまう。こうなると、周りの人は「何がツボで怒っているのか分からない……」と困惑しやすいんです。

「すぐにキレる人にはどんな言い方をすればいい？」

こういう人たちに「どんな伝え方をしたら相手を怒らせずに済むんだろう？」なんて考えていたらキリがありません。とにかく刺激をしない、腫れ物に触るような対応しかできなくなります。こうやって神経をすり減らしながら相手と接しなきゃいけないなんて、すごく疲れますよね。

では、どうすればいいか？　**僕なりに色々と考えて出した答えは「世の中の大半の人なら、こう言えば怒らない」という言い方を徹底することです。つまり、「一般的な感覚の人だったら、こう言われれば冷静に聞いてくれるはず」という言い方をすればいいんですよ。**

ちょっと考えてみてください。前頭葉の機能の問題にせよ、他人の言動を被害的に解釈してしまう傾向にせよ、それって相手の責任ですよね。**こちらは「世の中の大半の人なら怒らない言い方」をしているのに、相手がキレているのは、その人が特殊な人だからってことです。**なので、「私の言い方が悪くて怒らせちゃった、悪いことをしてしまった……」と罪悪感を持つ必要はないと思うんですよ。

特殊な相手を前にして「なんとか怒らせないようにするには、どうしたらいいか……？」なんて考えても、名案が出てくるはずがありません。なぜなら、それは正解がない問題だからです。

だからこそ、僕たちにできるのは「世の中の大半の人なら、こう言えば怒らない」という言い方を考えて伝えること。この本を読んでいるあなたはきっと優しい人。**だから、あなたが普段から使っている言い方で大丈夫です。それで相手がキレてしまったのだとしても、それはあなたが悪いわけじゃないんですよ。**

もちろん、こちら側の言い方が不適切で相手を怒らせてしまったのであれば、誠意を持って謝罪すべきだと思います。でも、相手の責任で怒っているのであれば、こちらが謝る必要はないと思いませんか。

何度もキレさせないための考え方

あと、すぐキレる人に対処する時のコツをお伝えしておきますね。それは、相手がどんなに逆上しても、こちらがひるまないことです。なぜかというと、相手に「キレることによるメリット」を与えないためなんです。

僕たち人間が特定の行動を繰り返す背景には、何かしらのメリットがあるものです。お酒を毎日飲む人は、お酒で良い気分になるから飲んでいるんですよね。何もメリットがないのに、お酒を飲み続ける人はいないはずです。

それと同じで、**いつもキレている人は「キレることによるメリット」を得ているものです。よくあるのは、キレることによって相手がひるんで、自分の思いどおりに行動してくれることですね。**このことから、

「世の中の大半の人なら、こう言えば怒らない」という言い方で伝える→それでも相手がさらにキレる→こちらがひるんで相手の言いなりになる。

となってしまうと、相手は「何を言われてもキレ続ければ、最終的には自分の思いどおりになるぞ！」という望ましくない学習をしてしまいます。

なので、こちらが「なんだよ！〝世の中の大半の人なら、こう言えば怒らない言い方で伝えればいい〞って本に書いてあったからやったのに、結局ダメじゃん！」と諦めてしまうと、相手の思う壺になってしまうってわけなんですね。

だから、たとえ一回でうまくいかなかったとしても、何度でもやり続けることが大切なんです。こちらが相手の思いどおりに動かなければ、相手にとってはキレるメリットがないわけですから、そのうち「これ以上、キレても意味がないな……」と理解するようになります。そうなれば、キレるという行動は少しずつ減っていきます。

女性からすると、相手が男性だった場合、キレられると怖いかもしれません。

でも、ここで踏ん張ることができれば、後が楽になっていきます。どうしても一対一で話すのが怖いなら、誰か信頼できる人にお願いして、複数人で相手をするというのもいい方法ですね。ぜひ参考にしてみてください

Point

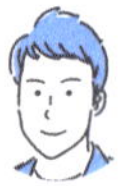

相手の責任で勝手に怒っているのだから、こちらが罪悪感を持つ必要はない

STEP ⑤

たくましさで
図太いメンタル完成！

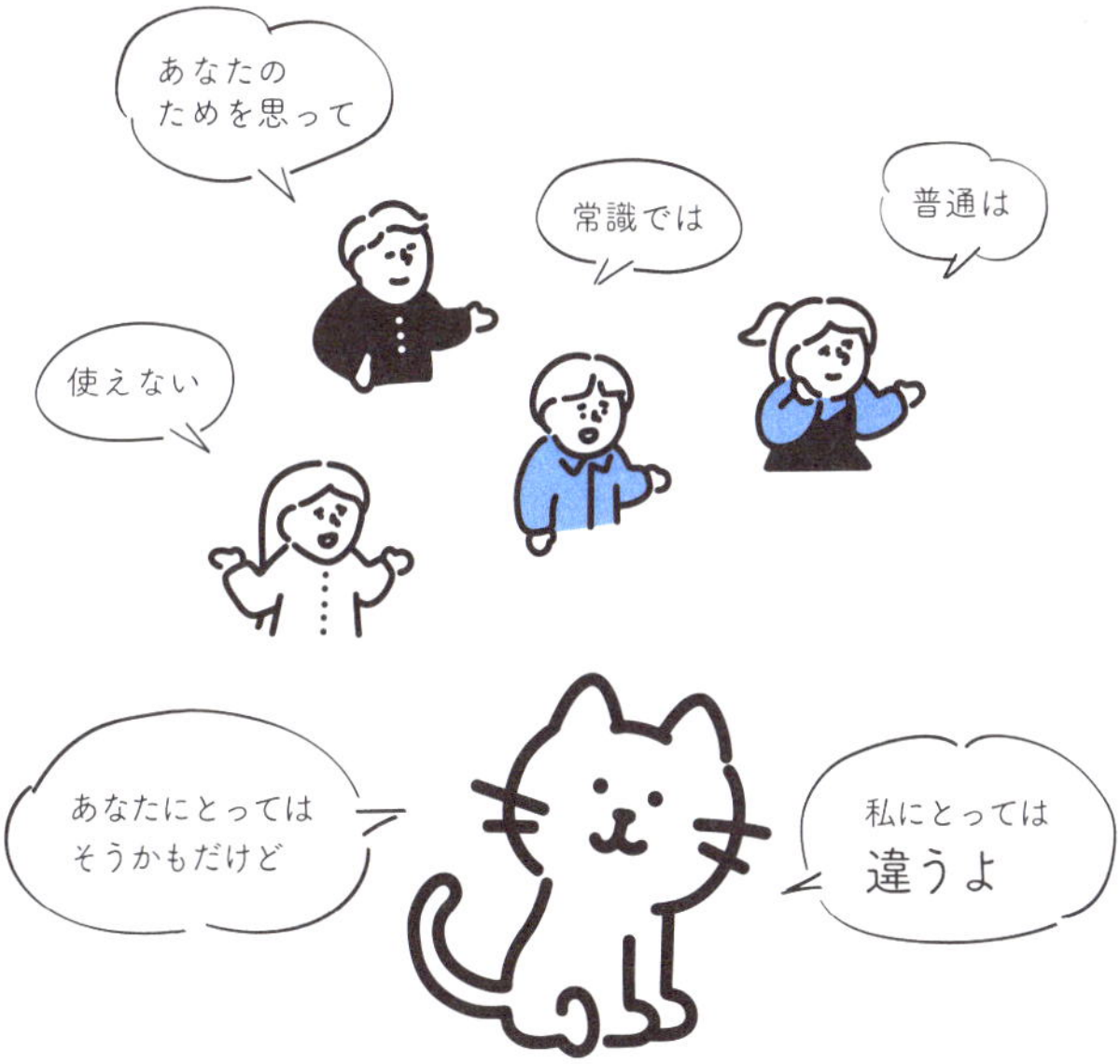
あなたの
ためを思って
常識では
普通は
使えない
あなたにとっては
そうかもだけど
私にとっては
違うよ

嫌な人の言動にガマンしない。

理不尽な扱いをされたら

抵抗する意思を示そう！

おわりに

ユダヤ教の格言に、こんな言葉があります。

「自分が自分のために自分の人生を生きていないのであれば、いったい誰が自分のために生きてくれるだろうか」。

「自分らしく生きる」は「自分のために生きる」と重なる部分が多いです。「自分のために生きる」と決めたからこそ、「他人がどう思うか」ではなく「自分がどうしたいか」を優先できる。すると、きっと本来のあなたを取り戻して、今よりも幸せな人生に近づくでしょう。


ですが、自分のために生きるにはどうしたらいいのか、その答えは簡単ではありません。自分のために生きるとは具体的にどういう生き方なのか？ それは人によって違いますから、いわゆる「正解のない問題」です。この「正解のない問題」に自分なりの答えを出していくために、メンタルの図太さはとても役に立ちます。

かつての僕は学校や職場で他人の顔色ばかり気にして、自分らしさなど微塵も出せない人間でした。そんな僕が今ではＹｏｕＴｕｂｅやＶｏｉｃｙといった発信活動を生業として、他人の目や世間の常識といったしがらみに縛られることなく生活できています。それが叶っているのは、メンタルの図太さを身につけて「自分のために生きること」と真剣に向き合ってきたからです。その結果、今では誰に何と言われようと、自分で自分の人生を認め、肯定できるようになりました。

この本を読んで周りからどう思われようと「これこそが私らしい人生だ!」と胸を張って生きていける人が一人でも増えれば、著者としてこれほど嬉しいことはありません。この本を読んでくれたあなたの人生が、今よりもっと自分らしく楽しくなるよう心から応援しています。

そして、ここまで読んでくれた優しいあなたに一つお願いをさせてください。

どうか、この本が一人でも多くの人の手に渡るよう力を貸してほしいんです。

僕はこの本を通して全ての人が自分らしさを取り戻し、今よりもっと幸せに生きていける世の中を作りたいと本気で考えて執筆しました。ですが、僕一人の力ではこの本を広めていくには限界があります。

そこで、多くの人がこの本を手に取りやすくするために、どうかAmazonのレビューをつけていただけたら嬉しいです！　僕が100回宣伝するよりも、読者のあなたが1回レビューしてくださったほうが、何百倍も本を手に取っていただく後押しになります。どうぞよろしくお願いします（Amazon以外で購入した場合でもAmazonレビューはつけられます）。

最後に、本書の出版に携わってくださった主婦の友社、編集担当の浅見悦子さん、そして営業やイラスト、デザインなどにご尽力くださった皆様には心から御礼を申し上げます。

2024年11月　るろうに

自分らしく幸せになりたいあなたへ

心理学・メンタルのことをもっと知りたいと思っても、
毎日の仕事や家事に忙しくて、
まとまったインプットの時間が取れないのではないでしょうか。
そこで、音声配信のVoicyを聴いてみませんか？
Voicyのリスナーはみんなラジオ感覚で通勤中や、

料理中の「〇〇ながら聴き」で放送を楽しんでいます。

リスナーからは

「人に言いたいことが言えるようになった」

「周りの目を気にせずやりたいことができた」

と大変好評です。

ぜひ左記のＱＲコードから放送をお楽しみください！

心理カウンセラー
るろうに

公認心理師・臨床心理士
大学院修了後、精神科や行政機関などでカウンセリングを中心とするメンタルヘルスの支援を実施。医療機関や民間団体の依頼を受けて、講演会も多数行っている。

2019年10月からYouTubeチャンネル『心理カウンセラー るろうに』で動画配信を開始。2024年8月時点でチャンネル登録者は25万人を超える。

その他、Voicy、X、noteを通して「自分らしく幸せな生き方」を実現するための方法を発信している。

メンタルヘルス系書籍の作家としても活動しており、主な著書に『心が疲れない「正しい」休み方』(KADOKAWA)、『1秒で不安なくなる大百科』(SBクリエイティブ)。

STAFF
装丁／小口翔平＋後藤 司(tobufune)
本文デザイン／蛭田典子
イラスト(猫)／404illustration
編集担当／浅見悦子(主婦の友社)

もう誰《だれ》かのためにガマンしなくていい
自分《じぶん》らしさを取《と》り戻《もど》す図太《ずぶと》いメンタルになる方法《ほうほう》

2024年12月31日　第1刷発行
2025年8月10日　第2刷発行

著　者　るろうに
発行者　大宮敏靖
発行所　株式会社主婦の友社
〒141-0021
東京都品川区上大崎3-1-1 目黒セントラルスクエア
電話　03-5280-7537(内容・不良品等のお問い合わせ)
049-259-1236(販売)
印刷所　中央精版印刷株式会社

ISBN978-4-07-460428-9

■本のご注文は、お近くの書店または主婦の友社コールセンター(電話0120-916-892)まで。
＊お問い合わせ受付時間　月～金(祝日を除く)　10：00～16：00
＊個人のお客さまからのよくある質問のご案内　https://shufunotomo.co.jp/faq/